介助にいかす
バイオメカニクス

勝平純司 東洋大学福祉社会デザイン学部人間環境デザイン学科教授
山本澄子 国際医療福祉大学大学院福祉支援工学分野教授
江原義弘 新潟医療福祉大学大学院教授
櫻井愛子 国際医療福祉大学三田病院理学療法士
関川伸哉 東北福祉大学総合福祉学部教授

医学書院

介助にいかすバイオメカニクス		
発　行	2011年 5月15日　第1版第1刷Ⓒ	
	2024年 1月15日　第1版第7刷	
著　者	勝平純司，山本澄子，江原義弘，櫻井愛子，関川伸哉	
発行者	株式会社　医学書院	
	代表取締役　金原　俊	
	〒113-8719　東京都文京区本郷1-28-23	
	電話　03-3817-5600（社内案内）	
印刷・製本	三美印刷	

本書の複製権・翻訳権・上映権・譲渡権・貸与権・公衆送信権（送信可能化権を含む）は株式会社医学書院が保有します．

ISBN978-4-260-01223-2

本書を無断で複製する行為（複写，スキャン，デジタルデータ化など）は，「私的使用のための複製」など著作権法上の限られた例外を除き禁じられています．大学，病院，診療所，企業などにおいて，業務上使用する目的（診療，研究活動を含む）で上記の行為を行うことは，その使用範囲が内部的であっても，私的使用には該当せず，違法です．また私的使用に該当する場合であっても，代行業者等の第三者に依頼して上記の行為を行うことは違法となります．

JCOPY 〈出版者著作権管理機構　委託出版物〉
本書の無断複製は著作権法上での例外を除き禁じられています．複製される場合は，そのつど事前に，出版者著作権管理機構（電話 03-5244-5088，FAX 03-5244-5089，info@jcopy.or.jp）の許諾を得てください．

推薦の序

　動作を理解するには基本が大切である．疾患者の動作を理解するヒントは健常者の動作に隠されている．健常者の動作を理解することができれば，それが動作を測る「ものさし」となり，疾患者の動作を分析する際の大きな助けとなる．動作の基本を客観的に理解するための方法の1つとして，バイオメカニクスによる分析方法がある．バイオメカニクスによる動作分析の強みは，実際に計測機器を用いて計測したデータにより蓄積された知識に基づいて動作を分析することができる点にある．例えば，ドイツ人理学療法士であるKirsten Gotz-Neumann氏が執筆した「観察による歩行分析」は，バイオメカニクスの観点に基づいた歩行分析の方法を示したすばらしい書籍である．

　一方で，歩行以外の日常生活動作をバイオメカニクスによって分析し，体系化した書籍は少ない．本書の筆者である勝平純司氏は理学療法士ではないが，バイオメカニクスの研究者として我が理学療法学科に属し，これまでに数多くの卒業研究生と大学院生の研究指導を担ってきた．彼がこれまでに担当した研究テーマは，立位，歩き始め，立ち上がり，階段昇降，移乗介助動作など多岐にわたり，歩行以外のバイオメカニクス的な動作の分析にも精通している．彼がこれまでに蓄積してきた基本動作のバイオメカニクスの知識をまとめた本書は，日常生活動作の分析をする際に最良の「ものさし」となるはずである．また本学の附属三田病院で勤務する櫻井愛子氏は，臨床経験とバイオメカニクスの知識にあふれる理学療法士である．櫻井氏が担当したバイオメカニクスの知識に基づいた介助方法の解説は，基本動作の理解という「ものさし」を臨床応用するための大きな助けとなるだろう．

　また，本書の筆者には，これまで我が国のバイオメカニクスの教育をリードしてきた，山本澄子先生と江原義弘先生が名を連ねている．両氏のこれまでの経験と知識は，若い二人が中心となって執筆した本書のクオリティを高めるのに大きく寄与している．関川伸哉氏がバイオメカニクスの視点からまとめた車いすの章も大変ユニークで興味深い．

　本書はバイオメカニクスの研究者，エンジニア，理学療法士，義肢装具士という多職種の筆者によって執筆されている．本書は理学療法士だけでなく，多くの動作分析に興味を持つ方々に歓迎されるものになると私は確信している．

2011年5月

国際医療福祉大学
保健医療学部長
理学療法学科長
丸山　仁司

序

"バイオメカニクスは難しい"というイメージを持たれる方も多いと思う．実際，バイオメカニクスのテキストの多くを理解するには，計算式の理解やグラフを読みとる力が必要になる．私自身，理学療法士でもエンジニアでもなく社会福祉学部卒の文系であるため，院生時代にバイオメカニクスのテキストを理解するのに相当の苦労を要した．本書では私がこれまでに苦労した経験を活かし，複雑な計算式やグラフなどは一切排除し，イラストのみを用いて人間の姿勢，重心，床反力ベクトルなどを視覚化し，理系の知識がなくてもバイオメカニクス的に動作の理解ができるように努めた．本書のイラストと解説は，これまでに筆者らが行った三次元動作分析装置を用いた研究や計測した結果を中心に，客観的に説明することが可能なもののみを採用している．また，本書では基本動作の解説だけに留まらず，基本動作のバイオメカニクス的理解がどのように実際の介助にいかせるのかということにも主眼を置き，介助動作の解説も行っている．すべて平易な表現で書くことを心がけたので，セラピストに限らず，多職種の方に手にとっていただけたらと思う．

大学院に進学した後，バイオメカニクスの知識が皆無であった私は，本書の筆者である本学の山本澄子教授と東北福祉大学の関川伸哉准教授より基礎から指導を受けた．このときに受けた指導が，私のバイオメカニクスの研究者としての礎になっている．その後，新潟医療福祉大学の江原義弘教授に弟子入りをし，その知識が固まっていったように思う．本学附属三田病院に勤務する櫻井愛子理学療法士は，私がバイオメカニクスの学習，研究を行う上での10年来のパートナーである．バイオメカニクスを介助にどのように活かすかを解説する上で，櫻井氏の存在は欠くことができなかった．私のバイオメカニクスの研究歴の中でも大きな影響を受けた恩師の先生や仲間と本書を執筆できることを嬉しく思う．また私事ではあるが，私の処女作ともいえる本書の出版と同年に第一子の誕生を迎えられることもその喜びを倍増させている．

私がバイオメカニクスの研究を始めてから12年が経過した．筆者の1人である江原義弘教授は，バイオメカニクスの知識が身体に染み込むほど身につくと，実際に活用できるようになると話をされることがある．12年という長い年月をかけて，最近私の身体にもそれなりにバイオメカニクスの知識が染み込んできたように思う．私の身体に染み込んだバイオメカニクスの知識を少しでも多くの方に提供したいと考えたのが，本書を執筆した動機である．親愛なる読者の皆さまが，私の渾身の一冊ともいえる本書から得たバイオメカニクスの知識を様々な動作の介助に活かしていただくことができれば幸いである．

2011年5月

著者を代表して

勝平　純司

書籍発行初年度より本書の著者印税の一部を東日本大震災の義捐金とさせていただきましたが，受付窓口終了に伴い日本赤十字社の寄付金とさせていただきます．

目次

序 ·· iii

I　バイオメカニクスの基本事項　　勝平純司/江原義弘　　1

1　重心の考え方 ·· 2
2　身体重心の考え方 ·· 4
3　重心の変位，速度，加速度 ·· 5
4　加速度と力の関係 ·· 6
5　床反力とは？ ·· 7
6　床反力作用点とは？ ·· 8
7　床反力鉛直方向成分① ··· 9
8　床反力鉛直方向成分② ··· 10
9　床反力前後，左右方向成分 ·· 12
10　力のモーメント ·· 14
11　関節モーメント ·· 16
12　下肢関節モーメント① ··· 17
13　下肢関節モーメント② ··· 18
14　腰部モーメント ·· 20
15　エネルギー ·· 22
16　パワー ··· 23

II　立位と歩き始め　　25

1　一般的な立位と歩き始め　　勝平純司/江原義弘　　26
1.1　一般的な立位 ··· 26
1.2　立位の支持基底面 ··· 28
1.3　立位に必要な関節モーメント①　矢状面 ··· 30
1.4　立位に必要な関節モーメント②　前額面 ··· 32
1.5　立位姿勢が不良なときの関節モーメント ··· 33
1.6　歩行開始のバイオメカニクス①　矢状面 ··· 34
1.7　歩行開始のバイオメカニクス②　前額面 ··· 36

2　福祉用具を用いた立位と歩き始め　　勝平純司/江原義弘　　38
2.1　杖を使用した立位 ··· 38
2.2　歩行器や平行棒を使用した立位 ·· 40
2.3　福祉用具を使用した歩行開始 ··· 42

3 立位姿勢の評価と歩行開始の介助 　　　　　　　　　　　　櫻井愛子　43

- 3.1 立位姿勢の評価 ……………………………………………………………… 43
- 3.2 高齢者の姿勢と評価 ………………………………………………………… 44
- 3.3 立位における COP 移動量の評価 …………………………………………… 46
- 3.4 パーキンソニズムの歩行開始の訓練 ………………………………………… 48
- 3.5 片麻痺者の歩行開始の訓練 ………………………………………………… 50

III 立ち上がり/座り　　　　　　　　　　　　　　　　　　　　　53

1 一般的な立ち上がり/座り 　　　　　　　　　　　　　　勝平純司/山本澄子　54

- 1.1 立ち上がり/座り動作と支持基底面の関係 ………………………………… 54
- 1.2 立ち上がりのバイオメカニクス ……………………………………………… 56
- 1.3 座り動作のバイオメカニクス ………………………………………………… 58
- 1.4 体幹を大きく前傾した立ち上がり/座り …………………………………… 60
- 1.5 足を後方へ引いた立ち上がり/座り ………………………………………… 61
- 1.6 動作速度の速い立ち上がり/座り …………………………………………… 62
- 1.7 座面の高さが違う椅子からの立ち上がり/座り …………………………… 64
- 1.8 腿に手をついた立ち上がり/座り …………………………………………… 65
- 1.9 ずっこけ姿勢のまま立ち上がる ……………………………………………… 66
- 1.10 床からの立ち上がり，浴槽内からの立ち上がり …………………………… 67

2 福祉用具を用いた立ち上がり/座り 　　　　　　　　　勝平純司/山本澄子　68

- 2.1 手すりの効果 ………………………………………………………………… 68
- 2.2 横手すり，肘掛を使った立ち上がり/座り ………………………………… 70
- 2.3 昇降機能付き椅子 …………………………………………………………… 71

3 立ち上がり/座りの介助 　　　　　　　　　　　　　　　　　櫻井愛子　72

- 3.1 体幹前傾が少ない者の立ち上がり動作の介助 ……………………………… 72
- 3.2 体幹が不安定で両下肢の筋力が不足している者の立ち上がり動作の介助① … 74
- 3.3 体幹が不安定で両下肢の筋力が不足している者の立ち上がり動作の介助② … 76
- 3.4 体幹が不安定で両下肢の筋力が不足している者の立ち上がり動作の介助③ … 78
- 3.5 片麻痺者の立ち上がり動作の介助① ………………………………………… 80
- 3.6 片麻痺者の立ち上がり動作の介助② ………………………………………… 82
- 3.7 尻もちをつくように座ってしまう者の座り動作の介助 …………………… 84

IV 歩行　　　　　　　　　　　　　　　　　　　　　　　　　87

1 一般的な歩行 　　　　　　　　　　　　　　　　　　　　　　山本澄子　88

- 1.1 歩行中の重心の動きと基底面 ………………………………………………… 88
- 1.2 歩行中の床反力 ……………………………………………………………… 90
- 1.3 速度が遅い歩行 ……………………………………………………………… 91

1.4　歩行中のロッカー機能 …………………………………………………… 92
1.5　歩行中の関節モーメント①　足関節 …………………………………… 94
1.6　歩行中の関節モーメント②　膝関節 …………………………………… 96
1.7　歩行中の関節モーメント③　股関節 …………………………………… 98
1.8　前額面内の筋の働き ……………………………………………………… 99
1.9　歩行時の衝撃吸収 ……………………………………………………… 100

2　福祉用具を用いた歩行　　　　　　　　　　　　　　　　山本澄子　102
2.1　スロープ歩行 …………………………………………………………… 102
2.2　平行棒・手すりを使用した歩行 ……………………………………… 104
2.3　杖を使用した歩行の矢状面と前額面の動き ………………………… 106
2.4　杖使用時の上肢の負担 ………………………………………………… 108
2.5　歩行器・シルバーカーを使用した歩行 ……………………………… 110

3　歩行の介助と訓練　　　　　　　　　　　　　　　　　　櫻井愛子　112
3.1　安全で安定した歩行 …………………………………………………… 112
3.2　歩行の評価と介助 ……………………………………………………… 115
3.3　歩行立脚初期から中期の訓練 ………………………………………… 116
3.4　立脚中期から後期の訓練 ……………………………………………… 120
3.5　左右方向への訓練 ……………………………………………………… 124

V　階段昇降動作　　　　　　　　　　　　　　　　　　　　　　　　127

1　一般的な昇降動作　　　　　　　　　　　　　　勝平純司／江原義弘　128
1.1　昇降動作における重心移動 …………………………………………… 128
1.2　階段の昇りと降りの違い（下肢の筋活動の収縮様式）……………… 129
1.3　階段の昇りと降りの違い（下肢にかかる負担）……………………… 130
1.4　急な階段と緩やかな階段の昇降の違い①　昇り …………………… 132
1.5　急な階段と緩やかな階段の昇降の違い②　降り …………………… 133
1.6　階段二足一段と一足一段の違い ……………………………………… 134
1.7　降り動作で膝を曲げやすくする方法 ………………………………… 136

2　福祉用具を用いた昇降動作　　　　　　　　　　勝平純司／江原義弘　138
2.1　杖を使用した昇降動作 ………………………………………………… 138
2.2　手すりを使用した昇降動作 …………………………………………… 140
2.3　手すりの使用による関節モーメントの軽減 ………………………… 142
2.4　階段昇降機の役割 ……………………………………………………… 143

3　昇降動作の介助　　　　　　　　　　　　　　　　　　　櫻井愛子　144
3.1　階段昇りの介助 ………………………………………………………… 144
3.2　階段降りの介助①　階段降り両脚支持期における補助，恐怖心の軽減 ………… 146
3.3　階段降りの介助②　二足一段の降段動作における先に下ろした下肢の補助 …… 147
3.4　階段降りの介助③　二足一段の降段動作における後に下ろす下肢の補助 ……… 148

VI 持ち上げ・移乗動作　　　　　　　　　櫻井愛子/勝平純司　149

1 一般的な持ち上げ動作　　150
1.1 物の持ち上げ動作と腰部負担①　150
1.2 物の持ち上げ動作と腰部負担②　152
1.3 重い荷物の持ち上げ動作　154
1.4 姿勢の異なる持ち上げ動作　156
1.5 持ち上げる速さの違いと腰部負担　157

2 補助器具を使用した移乗介助動作と腰部負担　　158

3 持ち上げと移乗介助動作　　160
3.1 物の持ち上げ動作と移乗介助動作の違い　160
3.2 イチ，ニノ，サンで移乗する　162
3.3 様々な移乗介助動作　164
3.4 臨床場面での移乗①　両下肢の支持性が低い場合　166
3.5 臨床場面での移乗②　片側の支持性が低い場合　169

VII 車いす　　　　　　　　　　　　　　　関川伸哉　171

1 車いすと座位　　172
1.1 立位と座位の違い　172
1.2 フットレストの役割①　174
1.3 フットレストの役割②　176
1.4 車いすクッションの役割　178
1.5 リクライニングおよびティルティング機構　180
1.6 片足こぎ車いす　184
1.7 車いすと身体の合成重心　186
1.8 ホイルベースと操作性　187
1.9 後方転倒の危険因子　188
1.10 車いすの介助　189

2 車いすの調整　　190
2.1 フットレストの調整　190
2.2 クッションの選定と調整　193
2.3 多機能型車いすの使い方　196
2.4 バックレストの調整　199

参考文献　200
索引　201

I
バイオメカニクスの基本事項

1 重心の考え方

> **CHECK POINTS**
> ・球体の重心
> ・重さが同じ，もしくは異なる2つの球体の重心
> ・物体を支えても倒れない場所

　まず，図Ⅰ-1a）のような**球体の重心位置**を考えてみたい．この物体の**質量分布**が均質であれば，重心は球体の中心に位置することが簡単にイメージできる．

　次に図Ⅰ-1b）のような球体が2つ存在し，それらが棒でつなげられている鉄アレイのような物体をイメージしてほしい（棒の重さは無視する）．**2つの球体の質量が等しければ，2つの物体を合成した重心はちょうど棒の中心に位置する**ことがわかる．鉄アレイやダンベルでエクササイズをするときには，棒の真ん中を持たないとバランスが取りにくくなることからも容易にイメージできると思う．

　次に図Ⅰ-1c）で示すように，質量の異なる球体が棒でつなげられている物体をイメージしてほしい．2つの球体の質量が異なるときには，**合成重心**は質量の大きな球体のほうへ移動する．それぞれの**物体の質量の比率が1：3**であれば，質量の大きな物体の重心から小さな**物体の重心を結んだ線上で重心位置は3：1の比率**となる．このように異なった大きさの物体を合成するときには，重心位置は質量の大きな物体の方へ移動することを知っておいて欲しい．

　図Ⅰ-1d）のように，この物体を重心の真下で支えれば物体は安定して倒れない．逆に重心の真下以外で支えようとすると，倒れてしまって支えることができない．

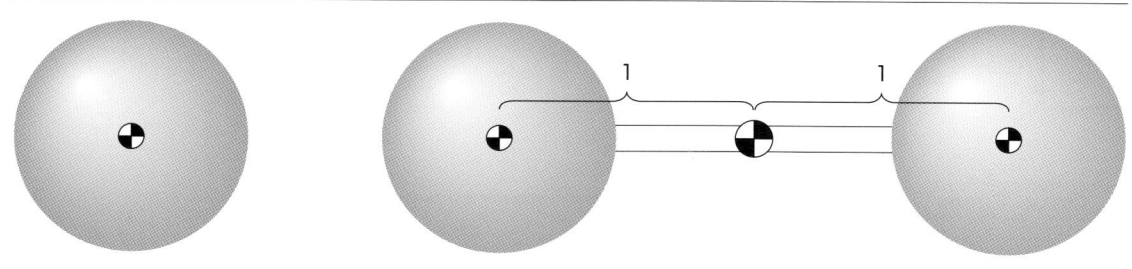

質量分布が等しい物体の重心は球体の中心位置.

a) 球体の重心

質量が等しい物体の重心を合成するとちょうど真ん中に重心が位置する.

b) 質量が等しい物体の重心の合成

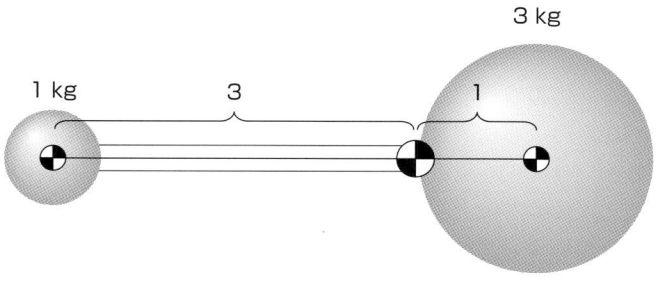

重さの比が1:3なら2つの重心間の長さの比は3:1となり,質量の大きなほうへ移動する.

c) 質量が異なる物体の重心の合成

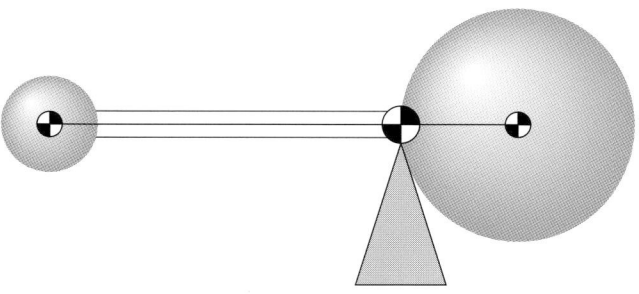

重心の真下を支えると倒れない.

d) 合成した重心と支点の関係

図I-1　様々な重心位置

2 身体重心の考え方

CHECK POINTS
- 静止立位時の身体重心位置
- 各体節の重心位置
- 姿勢と重心位置の関係

重心の考え方は人間の身体にも適用できる．**図Ⅰ-2a）**のように，**人間の身体重心（COG：center of gravity）位置は身長の下から約56%の位置にあることや第2仙骨の高さにあること**はよく知られている．これは**図Ⅰ-2b）**のように，人間の身体各部に存在する重心を合成した重心の位置である．実際は頭部，体幹，上腕，前腕，大腿，下腿，足部などの体節がそれぞれ重心を持ち，これらの重心位置を質量の大きさと各体節の**重心間距離の比**の関係を当てはめてすべて合成すると，身体重心位置を求めることができる．重心が身長の半分より上の高さに位置するのは，頭部，体幹と両上肢を合わせた質量が両下肢の質量よりも大きいためである．

各体節の重心位置によっても身体重心の位置は影響を受ける．例えば**図Ⅰ-2c）**のように両腕を挙げて万歳の姿勢をとると，両上肢の重心位置が上がるため，身体重心位置も上がる．このように身体重心は常に身長の56%の高さや第2仙骨にあるわけではなく，姿勢が変わればその位置も変化するのである．

また，今回示した体節だけでなく，体幹を骨盤と上部体幹に分けることもできるし（**図Ⅰ-2d）**，前腕と手部を分けることもできる．このように体節をさらに細かく分けると，より正確な重心位置を知ることができる．

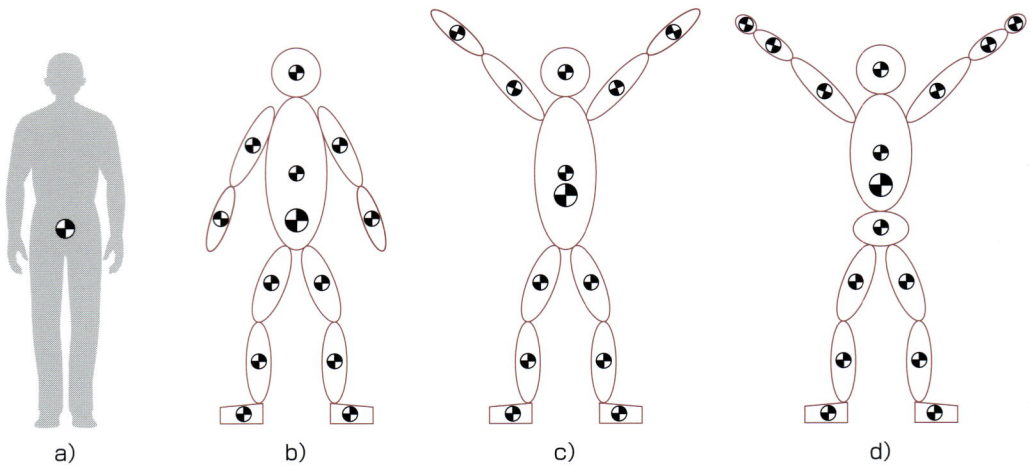

重心は各体節の重心の位置関係で決まる．

図Ⅰ-2　姿勢と身体重心（COG）の関係

3 重心の変位，速度，加速度

> **CHECK POINTS**
> ・1 秒間に移動した距離（重心の変位）を速度とよぶ
> ・1 秒間に増加した速度を加速度とよぶ

　これまでは静止時の重心を考えてきたが，次に重心位置の動的な変化について考えてみたい．まず，物体の重心が図Ⅰ-3 のように空中を移動していると考える．矢印が 1 秒間に物体の重心が移動した距離を示しているとすると，この矢印の長さが物体の重心の速度を示している．

　図Ⅰ-4 のように，物体の重心が移動する速度が何らかの原因で途中から変化したとする．このとき矢印の長さは色矢印の分だけ増加している．増加した分の矢印の長さが 1 秒間で増加した速度の大きさを示しているとすると，この増加した分の矢印の長さが物体の加速度を示している．

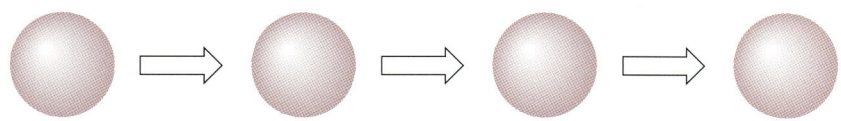

図Ⅰ-3　変位と速度の関係

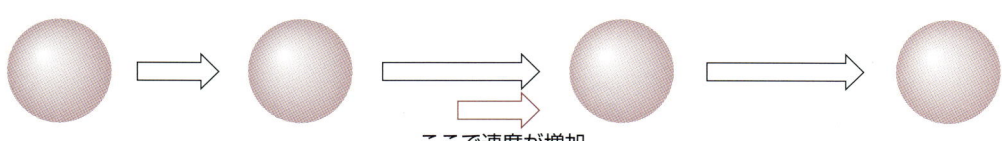

ここで速度が増加．

図Ⅰ-4　速度と加速度の関係

4 加速度と力の関係

CHECK POINTS
・物体に加わる力の大きさと加速度の関係
・物体に加わる力の方向と加速度の関係

　通常物体が自然に**加速度**を持つことはなく，外部からの影響を受けた結果として物体は加速度を持つことになる．物体が**空気抵抗のような力**を受ければこの物体の速度は遅くなるし，**重力**を受ければ地面に落下してしまう．このように物体に外部からの影響が力として作用すると，物体の速度が変化する．しかし力が何も作用しないなら，速度は変化しない．

　速度の変化が加速度であることから考えると，力が加速度を生み出すと言い換えることができる．これは，「**物体に生じる物体の加速度＝加わる力／物体の質量**」という**ニュートンの運動方程式**でも示すことができる．動いている物体の質量が突然変化することは絶対にないので，**物体に加わる力と加速度は常に比例関係**にある．すなわち力が大きくなれば，加速度は大きくなるのである．

　理解を簡単にするために，図Ⅰ-5 のように空気抵抗と重力のない空中をボールが進んでいると仮定する．このボールをある時点でサッカー選手が後方からキックしたとする．キックしたときのみボールの速度は変化するが，その後は大きくなった速度を保ったままボールは飛び続ける．キックした時点でボールに力が生じ，その力と同じ方向に同じ大きさだけ加速していることがわかる．**キックする力が倍になれば，加速度も倍になる**．

　反対に，このボールの進行を妨げるようにボールを前方から足でブロックしたとする．ブロックしたときも同じようにボールの速度は変化するが，この場合，ボールの速度は減少する．速度が減少すればボールの進行は遅くなるし，速度が完全に失われればボールは進行を止める．この場合，ボールの進行方向を正，反対方向を負と考えると，負の方向に力が生じて負の加速度がボールに生じた結果，ボールの進行が遅くなったり，止まったりしたと考えることができる．

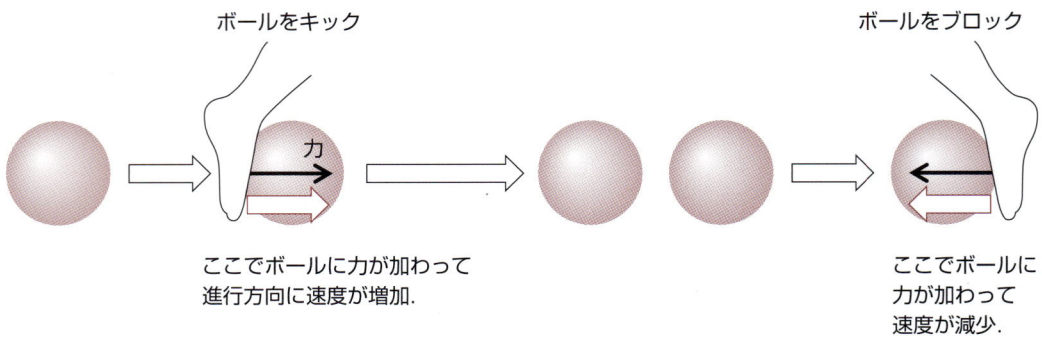

図Ⅰ-5　力と加速度の関係

5 床反力とは？

> **CHECK POINTS**
> ・身体重心を動かす主要な力
> ・床反力ベクトル
> ・床反力ベクトルの分解

次に，身体重心を動かす力について考えてみたい．ヒトが地球上で移動する場合，特別な姿勢でない限りは，足底が地面に接触した状態で移動する．このとき地面に接触している足底は，地面から無数の力を受けている．この力を床反力とよぶ．

力が加わったときのみ加速度が生じるという関係から，ヒトが地球上で移動するためには力が必要である．そのための主要な力は重力と床反力であり，重力と床反力の合力が変化すると身体重心には加速度が生じて，身体重心が動かされると説明できる．

床反力は接触面全面に無数に分布するため，力が身体重心をどのように動かすかを考える際には取り扱いづらい．そのため，バイオメカニクスではこの力を合成して1本のベクトルの形にして考えることが多い（図I-6）．このベクトルのことを床反力ベクトルとよぶ．このようにすることで，床に接触している足底から生じる力が総じて身体重心にどのように作用しているかを考えやすくなる．この床反力ベクトルは図I-7のように，左右，前後，鉛直方向（上下方向）3つの方向に分解して考えることができる．通常バイオメカニクスの領域では，床反力ベクトルの左右方向を Fx，前後方向を Fy，鉛直方向を Fz の記号で示す．

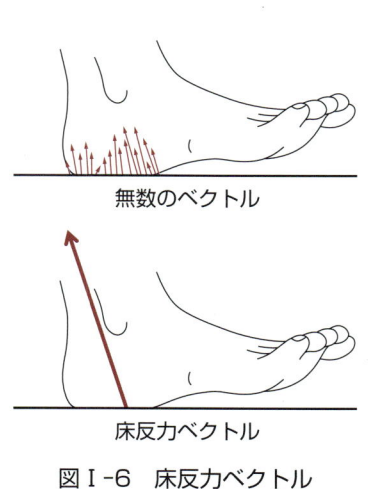

図I-6 床反力ベクトル

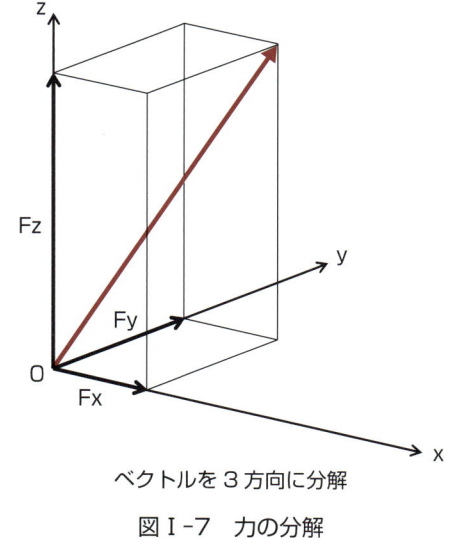

図I-7 力の分解

6 床反力作用点とは？

CHECK POINTS
- 静止時の床反力作用点と身体重心位置の関係
- 床反力作用点の位置と下肢荷重

　たくさんの力を床反力ベクトルのかたちで示すと，床面のどこからベクトルが立ち上がっているかを知ることができる．この床反力ベクトルが立ち上がる点，床反力ベクトルが床面を貫く点は**床反力作用点（COP：center of pressure）**とよばれる．まず，直立時の床反力作用点について考えてみたい．

　図Ⅰ-8a）のように左右下肢床反力ベクトルを別々に分けて考えた場合，直立時のCOPは右足底と左足底に1点ずつ存在している．左右の床反力ベクトルを合成して1本の床反力ベクトルとして考えた場合，合成されたCOPは両足部の中央に存在している．このCOPの直上には身体重心が存在する．**COPの位置は，左右下肢の床反力の大きさによってきまる．**

　図Ⅰ-8b）のように，右下肢の床反力が左下肢の床反力よりも大きくなればCOPは右寄りとなり，反対に左下肢の床反力が大きくなれば左寄りになる．しかし，COPが両足部間よりも外側に出ることはない．

　また，**COPの前後方向位置は，足底荷重の分布によってきまる**．図Ⅰ-9のように，つま先で立つときには前足部の荷重が増えるのでCOPは前方に移動するし，つま先を上げると後足部の荷重が増えてCOPは後方に移動する．COPが筋によってどのように調整されるかについては「Ⅱ　立位と歩き始め」を参照されたい．

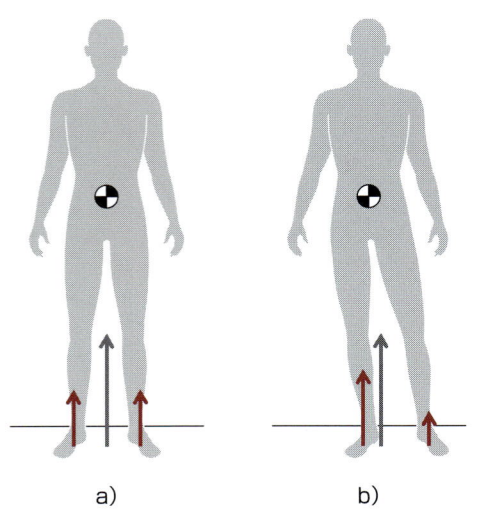

図Ⅰ-8　前額面における姿勢と床反力作用点

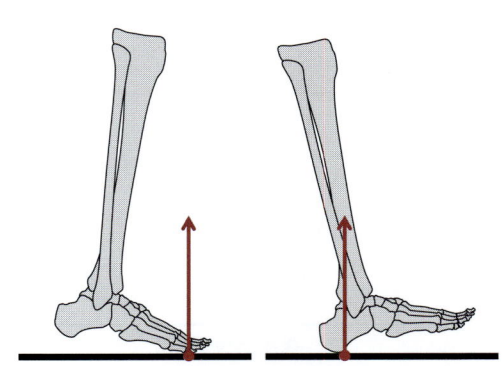

図Ⅰ-9　矢状面における姿勢と床反力作用点

7　床反力鉛直方向成分①

> **CHECK POINTS**
> ・静止時の床反力鉛直方向成分と体重の関係
> ・体重計が測定しているもの

　ここから床反力ベクトルを3つの成分に分けて説明したい．まずは**床反力鉛直方向成分**について説明する．床反力鉛直方向成分は床反力ベクトルの大きさにもっとも大きな影響を与える成分である．

　図Ⅰ-10のように，**静止時の床反力鉛直方向成分は重心にかかる下向きの重力と等しい**．この重力の大きさは身体の質量（とりあえず体重と考えてよい）に**重力加速度の9.8 m/sec^2**（以下計算を簡単にするために10 m/sec^2 とする）を乗じることで求めることができ，**ニュートン〔N〕**という単位で表すことができる．

　したがって，60 kgの体重の者であれば約600 Nの重力が重心に対して下向きに生じていると説明できる．このとき身体が静止していれば床反力ベクトルは上方向成分のみを持ち，その値は600 Nとなる．重心にかかる下向きの重力を－（マイナス），床反力鉛直方向成分を＋（プラス）として考えると，身体に生じる正味の力は600 N－600 N＝0となる．身体重心に生じる力が**重力と床反力で打ち消し合えば**，**身体重心に加速度が生まれず**，**静止した状態を維持する**ことができる．

　この関係を利用した計測器が**体重計**である．直接体重を計測するのは容易ではないので，身体が静止したときには**床反力鉛直方向成分≒体重**となる関係を利用し，床反力によって体重を計測するのが体重計の仕組みである．このように床反力鉛直方向成分には常に身体重心に生じる下向きの重力が反映されているため，床反力ベクトルの大きさにもっとも大きな影響を与えるのである．

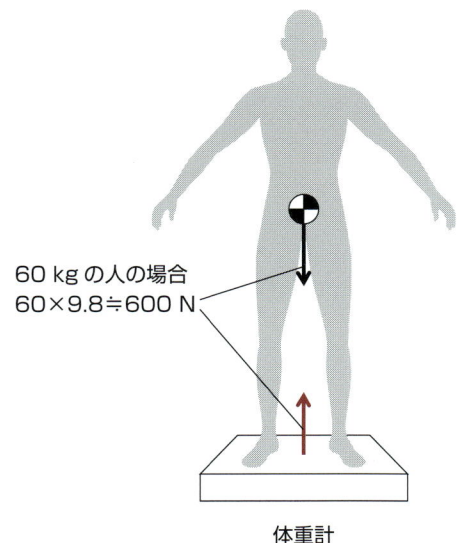

図Ⅰ-10　床反力鉛直方向成分と体重の関係

8 床反力鉛直方向成分②

CHECK POINTS
- 立ち上がり時の身体重心加速度と床反力鉛直方向成分
- しゃがみ込み時の身体重心加速度と床反力鉛直方向成分
- 上下方向に重心を動かすために必要な体重と床反力の関係

次に身体が動いているときの床反力鉛直方向成分について考えてみる．ここでは**スクワット時の重心と床反力鉛直方向成分の関係**を取り上げる．

まず，図Ⅰ-11のように膝を曲げた状態から伸ばす動作を考える．膝を曲げて身体重心が静止しているときには，重心の位置は静止時よりも低くなっているが，重心にかかる下向きの重力と床反力鉛直方向成分は静止立位と同様に等しい（図Ⅰ-11a）．

次に身体重心が上方向に持ち上げられると同時に重心にかかる下向きの重力よりも床反力鉛直方向成分が大きくなり，床反力が重力よりも大きくなった分だけ身体重心は上方向の力を受ける（図Ⅰ-11b）．

力が加速度を生み出す関係から，加速度も上方向に大きくなる．その後，床反力は重心にかかる下向きの重力よりもいったん小さくなり，重力が床反力よりも大きくなった分だけ身体重心は下方向の力を受ける（図Ⅰ-11c）．このときに加速度も下方向に大きくなる．これにより立ち上がり開始時に上方向につけた加速度を，下方向の加速度によってキャンセルしているのである．その後，再び身体重心にかかる**下向きの重力と床反力鉛直方向成分は等しくなり，静止立位に至る**（図Ⅰ-11d）．

図Ⅰ-12のように，膝を伸展した状態から曲げる動作では動作と同時に床反力鉛直方向成分が小さくなり，次に大きくなり静止に戻るという立ち上がりと反対のパターンをとる．

このように上下方向に身体重心を動かすためには，重心にかかる下向きの重力よりも床反力鉛直方向成分を大きくするか，または小さくして2つの力の間に差をつくることで身体重心に加速度を与える必要がある．

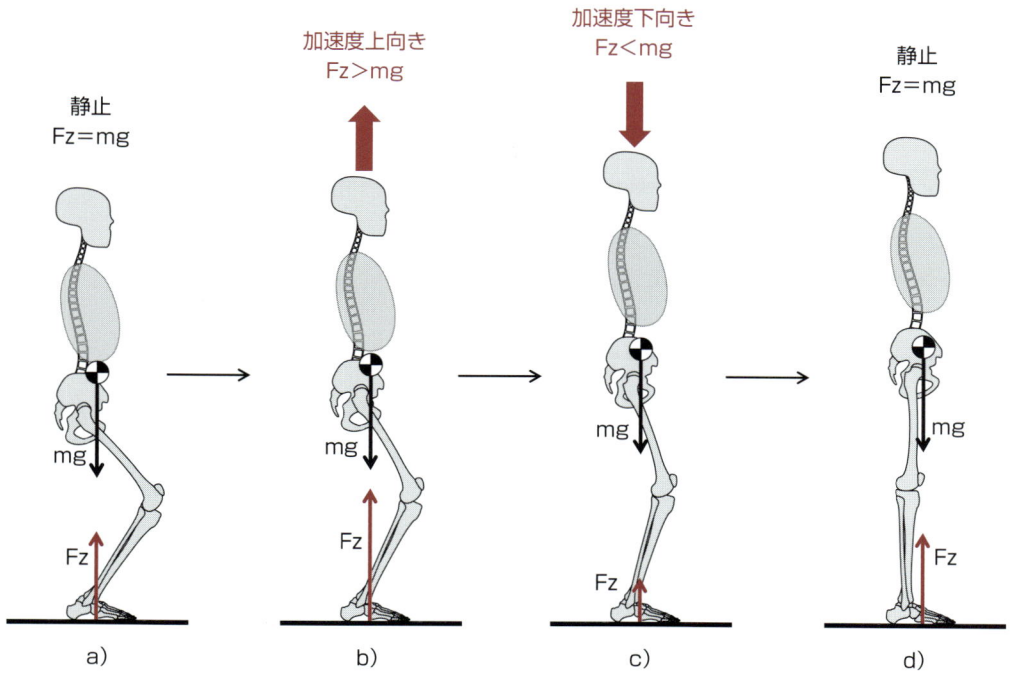

図Ⅰ-11　立ち上がりにおける床反力鉛直方向成分と加速度の関係
　　　　Fz：床反力鉛直方向成分
　　　　mg：重心にかかる重力

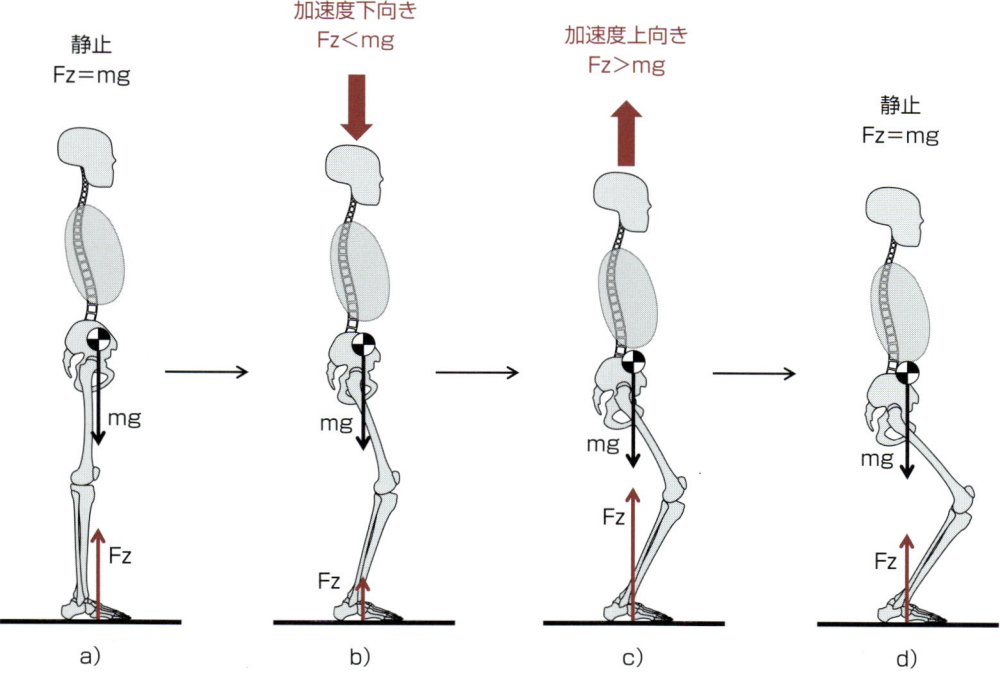

図Ⅰ-12　しゃがみ込みにおける床反力鉛直方向成分と加速度の関係
　　　　Fz：床反力鉛直方向成分
　　　　mg：重心にかかる重力

9 床反力前後，左右方向成分

CHECK POINTS
- 床反力ベクトルの傾きと前後左右方向の加速度
- 身体重心の前後左右のアクセル，ブレーキ
- 床反力ベクトルの傾きと重心位置の関係

　　　　床反力前後方向成分と左右方向成分は床面と水平な方向の力の成分のため，重心にかかる下向きの重力との関係を考える必要がなくなる．床反力の前後方向と左右方向成分は，床反力ベクトルに前後左右の傾きを与える．この前後または左右方向の力の成分が身体重心に前後左右への加速度を生じさせる．

　例えば，図Ⅰ-13a)のような陸上競技のスタートでは，床反力のベクトルはスタート開始とともに前方に大きく傾いて身体を前方へ加速させる．また図Ⅰ-13b)のように，バスケットボールの選手がボールを受け取りストップしたときには床反力ベクトルは後方に大きく傾いて身体を後方に制動する．このように床反力の前後方向成分は，身体重心の前後方向へのアクセルとブレーキの役割を果たしているのである．

　また，図Ⅰ-13c)に示すサイドステップのような動作を行うと，左右方向成分が大きくなる．右にステップして着地すると床反力ベクトルは反対の左側に傾き，これ以上右に身体重心がいかないようにブレーキをかけながら右側に身体重心を移動させる．左にステップすると床反力ベクトルは同じように右側に傾き，身体重心を左側に移動させる．

　このように前額面，矢状面ともに床反力ベクトルが COP から身体重心に向かって傾くことを知っていると，床反力ベクトルの前後，左右の傾きがイメージしやすくなる．

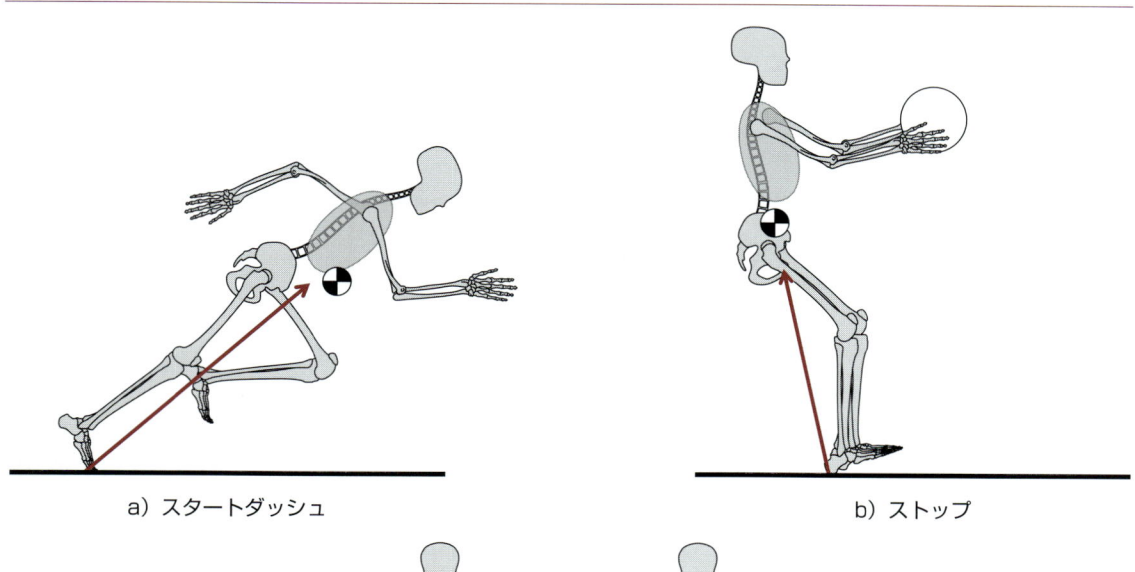

a) スタートダッシュ

b) ストップ

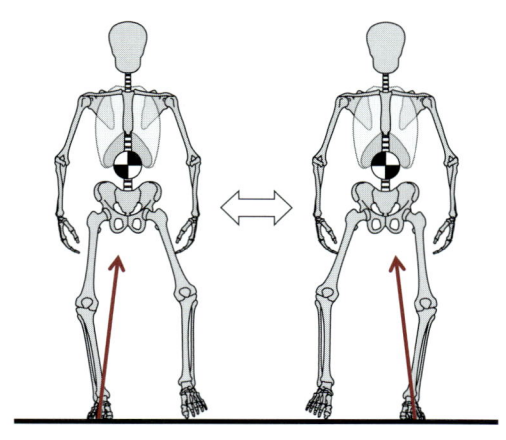

c) サイドステップ

図I-13　様々な動作の床反力前後，左右方向成分

10 力のモーメント

> **CHECK POINTS**
> ・物体の重心を離れて力が作用したときの「効果」
> ・力のモーメントとレバーアームの関係
> ・回転軸周りの力のモーメント

　図Ⅰ-14のように物体に対して力が作用し，その力の作用線が物体の重心を通過するときに物体は**並進運動**をする（図Ⅰ-14a）．一方，物体に対して力が作用し，その力の作用線が物体の重心から離れて通過するとき，物体の重心に加速度が生じるだけでなく重心のまわりで**回転運動**が生じる（図Ⅰ-14b）．このように力が物体を回転させる作用を**力のモーメント**とよぶ．

　力のモーメント M は，回転中心から力 F の作用線まで引いた垂線 L と力 F の積で求めることができる（図Ⅰ-14c）．この回転中心から力の作用線まで引いた垂線 L のことを**レバーアーム**とよぶ．

　力のモーメントを大きくするためには 2 つの方法がある．1 つは**物体に作用する力 F を大きくする方法**，もう 1 つは回転中心から離れたところに力を作用させて**レバーアーム L を大きくする方法**である．

　また，図Ⅰ-15のように物体が固定した回転軸を持って連結している場合には，回転軸周りで力のモーメントを考えるとわかりやすい．この場合も，力のモーメント M は力 F とレバーアーム L の積で求めることができるし，力 F とレバーアーム L が大きくなれば力のモーメント M は大きくなる．

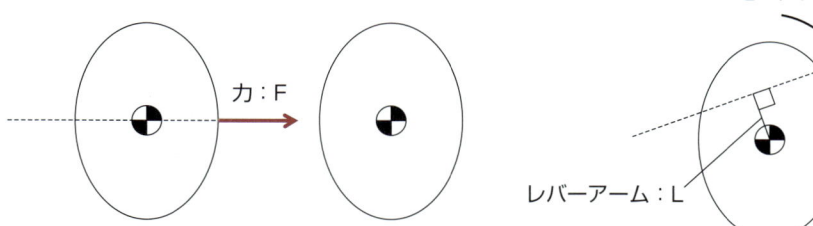
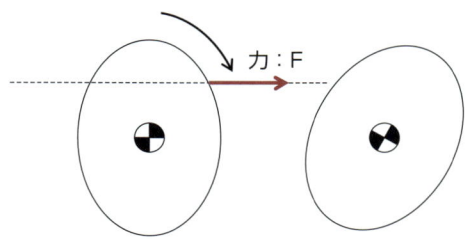
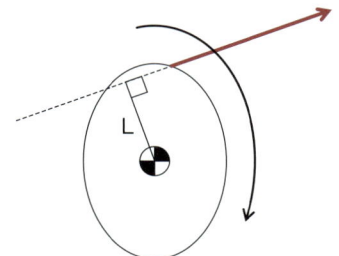

図Ⅰ-14　力のモーメント

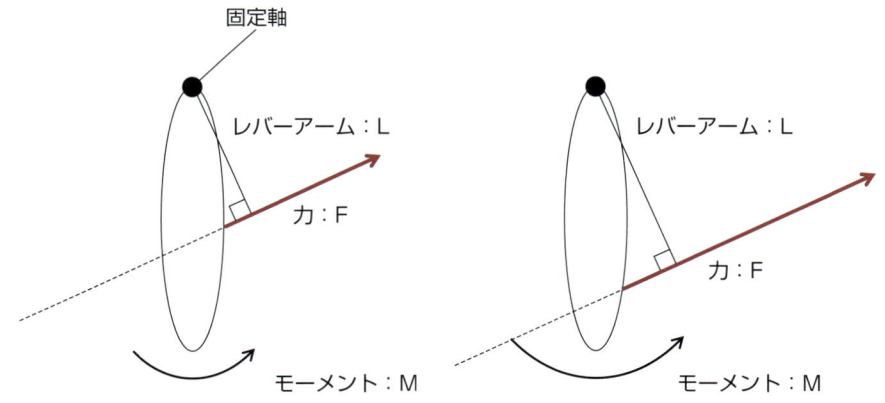

この場合もFかLが大きくなれば，Mが大きくなる．

図Ⅰ-15　固定軸を持つ物体の力のモーメント

11 関節モーメント

CHECK POINTS
- 関節モーメントの計算方法
- 筋力と関節モーメントの関係
- 関節モーメントと力のモーメントの関係

図Ⅰ-16のように，ダンベルを把持して肘関節の屈曲筋である上腕二頭筋を収縮させて保持している状態をイメージしてほしい．このとき肘関節を回転軸として考え，前腕と手部の重心にかかる重力を無視すると，ダンベルの重心にかかる重力 F_1 と肘関節から重力 F_1 までの垂線の距離 L_1 の積によって，ダンベルの重力 F_1 によって生じる力のモーメント M_1 を求めることができる（図Ⅰ-16a）．肘関節周りで M_1 のみが生じているとすると，肘関節はこの力によって伸展させられてしまう．肘を屈曲したままダンベルを把持するためには，**肘関節の屈曲筋力が必要**となる．このときの肘関節の屈曲筋力 F_2 と肘関節軸から F_2 の作用線までの垂線の距離 L_2 の積により，肘関節の屈曲筋力によるモーメント M_2 を求めることができる（図Ⅰ-16b）．

このように筋力によって生み出されるモーメントのことを，**関節モーメント**とよぶ．この関節モーメントは**外部から加わる力のモーメントと等しく，反対の極性**で生じていると考えることができるため，力のモーメントがわかれば肘関節の屈曲筋力によって生じる関節モーメントが容易にわかる．

動作時にレバーアーム L_2 がダイナミックに変化することはないため，モーメント M_2 と肘関節の屈曲筋力 F_2 は比例関係となり，関節モーメントによって筋力の大きさを推測することができる．また，レバーアーム L_2 はレバーアーム L_1 と比較して小さいため，ダンベルを把持するために**必要な屈曲筋力 F_2 が非常に大きくなる**ことがイメージできると思う．

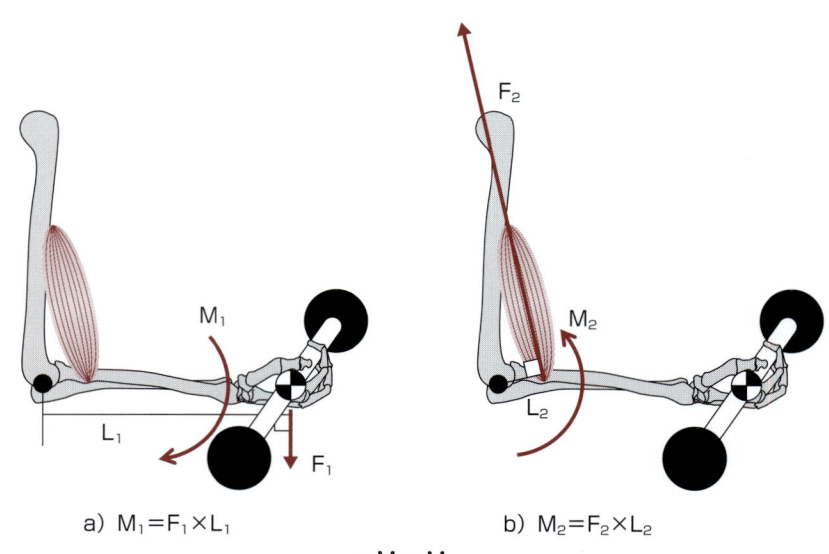

a) $M_1 = F_1 \times L_1$ b) $M_2 = F_2 \times L_2$

$-M_1 = M_2$

図Ⅰ-16　関節モーメントの計算

12 下肢関節モーメント①

> **CHECK POINTS**
> ・足関節モーメントの計算方法
> ・足関節モーメントのレバーアーム
> ・足関節モーメントの極性と床反力ベクトルの通過位置

　足底が床に接している場合，下肢には足底から床反力が生じる．まず**足関節モーメント**から考えてみたい．

　図I-17のように，足関節軸よりも前を床反力 F_1 が通過するとき，足部は**背屈方向**（つま先が持ち上げられる方向）に力のモーメントを M_1 受ける．このときの床反力 F_1 によるモーメント M_1 は，床反力 F_1 と足関節から床反力 F_1 までの垂線の距離 L_1 の積によって求めることができる（図I-17a）．このときに足関節周りで M_1 のみが生じているとすると，足部は背屈方向に回転してしまう．足関節を背屈させないようにするためには，足関節の**底屈方向**（つま先が下がる方向）のモーメントが必要となる．

　このときの足関節の底屈筋力 F_2 と足関節から F_2 までの垂線の距離 L_2 の積により，足関節の底屈筋によるモーメント M_2 を求めることができる（図I-17b）．これを足関節モーメントとよぶ．**足関節モーメントは，床反力のモーメントと等しく反対の極性**で生じていると考えることができるため，床反力のモーメントがわかれば足関節の底屈筋によって生じる関節モーメントが容易にわかる．

　また，床反力ベクトルが関節の前後どちらを通過するかによって関節モーメントの極性が決まってくる．例えば足関節モーメントでは足関節の前を床反力ベクトルが通過すれば**底屈筋によるモーメント**が働くが，足関節よりも後ろを床反力ベクトルが通過すると**背屈筋によるモーメント**が働く（図I-17c）．

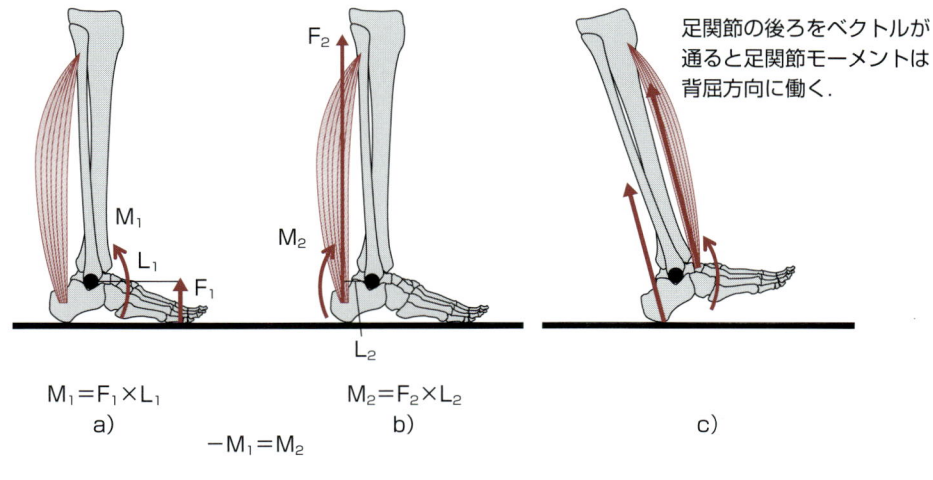

$M_1 = F_1 \times L_1$　　　　　　$M_2 = F_2 \times L_2$
　　　a)　　　　$-M_1 = M_2$　　　b)　　　　　　c)

図I-17　足関節モーメントの算出方法

13 下肢関節モーメント②

> **CHECK POINTS**
> ・股関節，膝関節モーメントの極性と床反力ベクトルの通過位置
> ・体幹前傾姿勢と股関節，膝関節モーメントの関係

　膝関節と股関節のモーメントについても，足関節と同様の考え方が適用できる．図Ⅰ-18のように床反力ベクトルが膝関節の後方を通過している場合，膝関節は床反力ベクトルによって屈曲方向のモーメントを受ける．このとき膝折れを起こさないようにするために，膝関節は床反力の屈曲モーメントと等しい大きさの伸展筋によるモーメントを発揮しなくてはならない．

　また，床反力ベクトルが股関節の前方を通過している場合，股関節も床反力ベクトルによって屈曲モーメントを受ける．このとき，これ以上股関節を屈曲させないようにするためには，股関節は床反力の屈曲モーメントと等しい大きさの伸展筋によるモーメントを発揮しなくてはならない．また床反力ベクトルが膝関節の前方を通過すれば膝関節の屈曲モーメントが発揮され，股関節の後方を通過すれば股関節の屈曲モーメントが発揮される．

　図Ⅰ-18a）のように体幹をやや前傾した状態では股関節と膝関節モーメントのレバーアームがほぼ等しい大きさとなり，両方の関節で近似した大きさの関節モーメントが発揮されている．しかも，図Ⅰ-18b）のように体幹を直立位で膝を屈曲すると膝関節のレバーアームが大きくなり，股関節よりも膝関節のモーメントが大きくなる．このように姿勢が変わると重心の位置が変化するため，床反力ベクトルが膝関節を通過する位置も変化して関節モーメントの極性や大きさに影響することを知っておかなくてはならない．

体幹を前傾すると股関節の
レバーアームが増大.

体幹を直立すると膝関節の
レバーアームが増大.

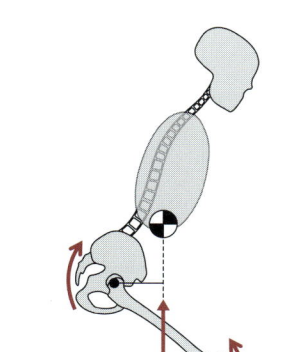
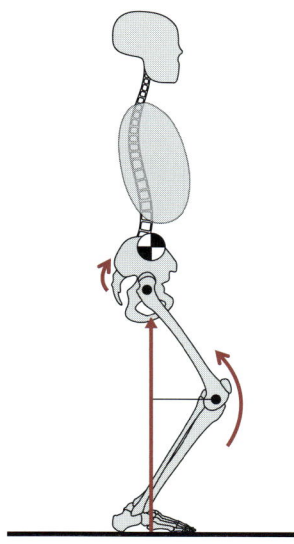

a）体幹前傾　　　　　　　b）体幹直立

図Ⅰ-18　膝屈曲時における股関節と膝関節のモーメント

14 腰部モーメント

> **CHECK POINTS**
> ・腰部モーメントの計算方法
> ・体幹前屈角度と腰部モーメントの関係
> ・腰部伸展モーメントと腰部負担の関係

　下肢関節モーメントは，対象とする下肢それぞれの床反力ベクトルの大きさと，対象とする関節に対する床反力ベクトルの作用線の通過位置がわかれば，関節モーメントの極性と大きさを推測することができる．

　床反力により腰部モーメントを考える場合，左右の下肢に生じる床反力が左右両側の足，膝，股関節に与えるモーメントを求め，骨盤に作用する力を計算することが必要となる．よって床反力の通過位置から直感的に腰部モーメントの極性と大きさを考えることは難しくなる．別の方法として腰部モーメントは，体幹の重心に生じる重力がどのように腰部関節に作用するかによって推察できる．

　このときの体幹の重心は，①頭部，②両上肢，③骨盤を含まない体幹，それぞれの重心を合成した重心となる．この重心を頭部 Head，腕 Arm，体幹 Trunk の頭文字をとり，HAT の重心とよぶ．

　図 I-19 のように HAT の重心には HAT の重力が生じる．体幹を前屈すると，HAT の重心にかかる重力が腰部関節中心（ここでは第 4，5 腰椎を想定）の前方を通過するため，腰部関節には前屈方向のモーメントが生じる．このときに他の力が生じなければ，体幹は 2 つ折りの携帯電話のように折り曲げられてしまう．実際にはそうならないのは，この時に腰背部の伸展筋が体幹を伸展させる腰部モーメントを生じさせていることによる．

　腰部伸展モーメント M は，HAT の重心にかかる重力による前屈モーメントと反対の極性で等しい大きさを持つと想定できるので，M は腰部関節中心から HAT の重心にかかる重力のベクトルまでのレバーアーム L と，HAT の重心にかかる重力 F との積によって求めることができる．

　体幹の前屈角度が大きくなるとレバーアーム L が増加するため，腰部伸展モーメントも増加して腰部負担の増大を招くのである．

　また，立ち上がりなどの動作では，体幹にかかる加速度も腰部負担を引き起こす要因となる．例えば，立ち上がる際に体幹を勢いをつけて前屈させて立ち上がるときと，ゆっくりと前屈させて立ち上がるときでは，角度の大きさが同じであれば勢いを付けたほうが腰部負担が大きくなることからもイメージできると思う．

腰部モーメント M＝HAT 重心の重力 F× レバーアーム L

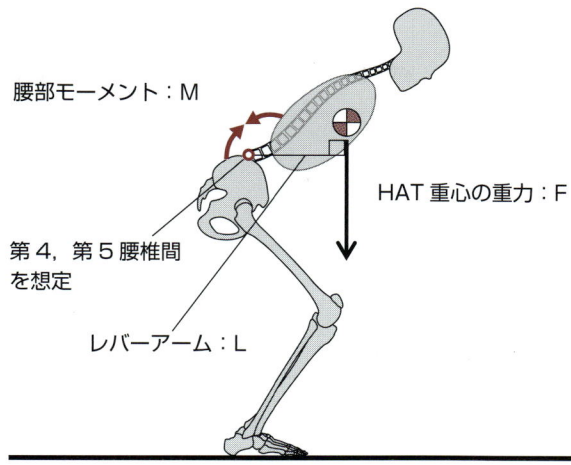

図I-19　体幹前屈時の腰部モーメント

15 エネルギー

> **CHECK POINTS**
> ・力学的仕事
> ・筋による仕事と身体運動

「エネルギーを補充しなくては！」などと日常生活でも「エネルギー」という用語はよく使われる．これを力学的に正しく使うには，まず「力学的仕事」について理解する必要がある．

図Ⅰ-20のように，上腕二頭筋が作用して鉄アレイを持つ前腕を屈曲させている状態を想定する．この場合，上腕二頭筋は収縮して力を発生し，鉄アレイを上に引き上げる．このように（筋）力が作用して物体が動くと，力を発生した物体は動かした物体に対して「力学的仕事をした」という．

筋が仕事をすると鉄アレイが上に持ち上げられるので，鉄アレイの位置エネルギーが増加することになる．ある物体に対して他の物体が仕事をすると，仕事をされた物体のエネルギーはその分だけ増加したという．このように「エネルギーが高い状態」というのは，誰かがそのものに対して仕事をしてくれたからだと言える．筋が仕事をすると，身体各部の位置エネルギーや運動エネルギーが増加する．すなわち身体運動が起こるのは筋が仕事をするからである．

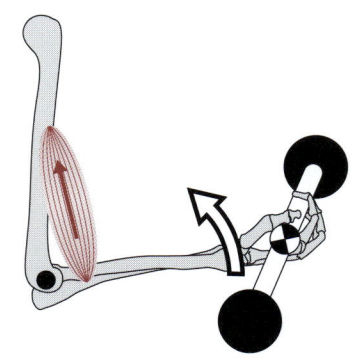

筋力によって鉄アレイが持ち上げられると
鉄アレイの位置エネルギーが増加する．

図Ⅰ-20 筋の力と前腕の動き

16 パワー

CHECK POINTS
・正のパワーと負のパワー
・筋の収縮様式
・負のパワーの重要性

「あの人はパワーがある」などと日常生活でもパワーという語は使われる．バイオメカニクスではこの言葉も正しく使われなければならない．パワーは日本語でいうと仕事率である．仕事を，それをするのに要した時間（秒）で割った値である．すなわち1秒あたりの仕事である．関節がした仕事は関節モーメントと変化した角度の積により求めることができる．関節がした仕事を，それに要した時間（秒）で割った値が関節の仕事率となる．すなわち関節モーメントと角速度の積が関節のパワーとなる．

図Ⅰ-21a）の例では関節モーメントの向きと角速度の向きが同じであり，パワーはプラスになり，筋は求心性収縮している．図Ⅰ-21b）の例では関節モーメントと角速度が互いに逆で，パワーはマイナスになり筋は遠心性収縮している．ちなみに関節の角度変化を伴わずに筋によるモーメントを発生している場合には，筋は等尺性収縮をしている．この場合，角度変化はゼロで角速度もゼロになり，パワーはゼロになる．

パワーに経過時間をかけると仕事になる．正のパワーを発生していて時間が経過すると正の仕事をしたことになり，対象物のエネルギーが増加する．逆に負のパワーが発生した状態で時間が経過すると負の仕事をしたことになり，対象物のエネルギーが減少する．筋は遠心性収縮をして対象物のエネルギーを減少させる．身体運動では正の仕事と負の仕事をするのは両方とも筋である．対象物は自分自身の身体である．

負のパワーは無駄だと思われるかも知れないが，とても重要な働きをする．例えば，定常歩行では，足関節は主に求心性収縮，逆に膝関節は主に遠心性収縮である．股関節は求心性・遠心性が半々で，全身でみると求心性・遠心性が半々になる．つまり，遠心性収縮があるので身体運動が滑らかになる．また遠心性収縮は関節の動きにブレーキをかける作用もあるため，遠心性収縮がなかったら階段を降りたり，椅子に座ったりできなくなる．

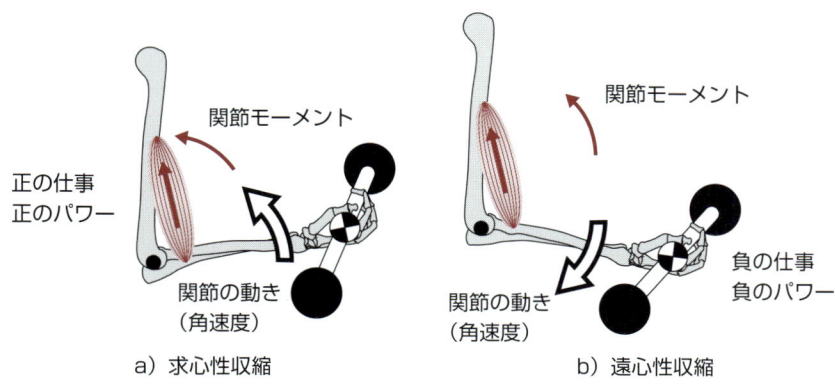

図Ⅰ-21　関節モーメントと筋活動の関係

II
立位と歩き始め

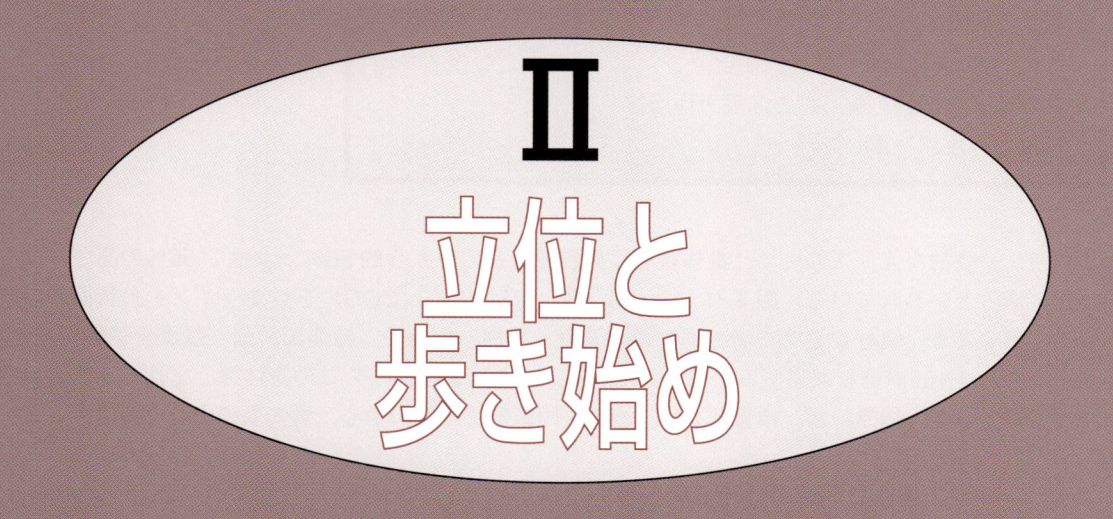

1 一般的な立位と歩き始め

1.1 一般的な立位

CHECK POINTS
・立位の重心の高さ
・矢状面と前額面の重心線と床反力作用線
・床反力作用点と重心動揺

　一般的な立位において，**身体重心は男性で身長の下から約 56%，女性で 55%** の高さに位置するといわれている．図Ⅱ-1 に示すように，**身体重心（COG）**を貫くラインを矢状面から観察すると，良好な姿勢の者であれば，**耳垂，肩峰，大転子，膝関節前面（膝蓋骨後面），外果**の約 2 cm 前部を通過するといわれている．また，前額面からこの**身体重心**を貫くラインを観察すると，**後頭隆起，椎骨棘突起，殿裂，両膝関節内側の中心，両内果の中心**を通過するといわれている．

　この身体重心を貫くラインは**床反力**の作用線と一致し，**床反力作用点（COP：center of pressure）**を通る．COP を調節して，**身体重心**の真下に COP がくるようにすると，静止立位をとることができる．この原理を利用して重心動揺を計測するのが**重心動揺計**であり，最近ではフィットネスを目的とした家庭用ゲーム機などにも組み込まれている．ただし，身体重心位置の真下に COP があるのは，人間の身体が静止しているときのみであることを知っておく必要がある．

　また，立位では重力と床反力の力の作用線が一致するだけでなく，「Ⅰ　バイオメカニクス基本事項」で解説したように重力と床反力が同じ大きさで逆方向に生じ，下向きと上向きで打ち消されるので，身体重心にかかる正味の力がゼロとなり，身体は**静止立位**をとることができる．

　このように身体にかかる重力の作用を，床反力の大きさや COP をコントロールして打ち消すことで，静止立位をとることができる．

1 一般的な立位と歩き始め　27

矢状面　　　　　　　前額面（後面）

耳垂　　　　　　　　後頭隆起
肩峰　　　　　　　　椎骨棘突起

大転子　　　　　　　殿裂

膝関節前面（膝蓋骨後面）　　両膝関節内側の中心

外果の約2 cm前部　　両内果の中心

床反力作用点（COP）　　床反力作用点（COP）

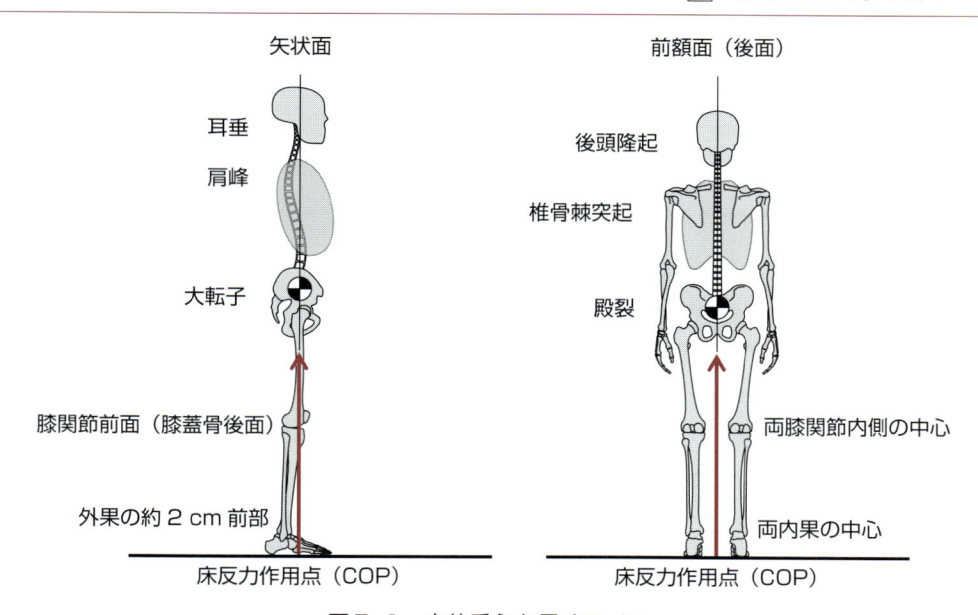

図Ⅱ-1　身体重心を貫くライン

1.2 立位の支持基底面

> **CHECK POINTS**
> ・立位の支持基底面の範囲
> ・転倒しないための COP の調整

　身体重心の位置を COP によってコントロールすることの必要性を理解するためには，**支持基底面**と**身体重心**の関係を理解する必要がある．図Ⅱ-2 に示すように，立位時の支持基底面は両足部の外周によって構成される．すなわち支持基底面の最前点は両足部の最突出した足指を結んだ線となり，最後尾は両踵の最突出部を結んだ線となる．

　この支持基底面から身体重心が外れてしまうと，転倒してしまう．そのため，身体重心が支持基底面から外れないように，人間は **COP をコントロールすることで間接的に重心を動かしている**．支持基底面内の身体重心の調整は，手のひらで棒を立たせて倒れないようにする動作とよく似ている．図Ⅱ-3 に示すように，手の平を前後左右に動かしながら COP をコントロールすることによって，棒の重心を好きな位置にもってくることができる．この手の平を動かすような微妙な調整を，人間は**筋活動**を用いて行っているのである．

1 一般的な立位と歩き始め　29

手を前後左右に動かして
COPをコントロールする．

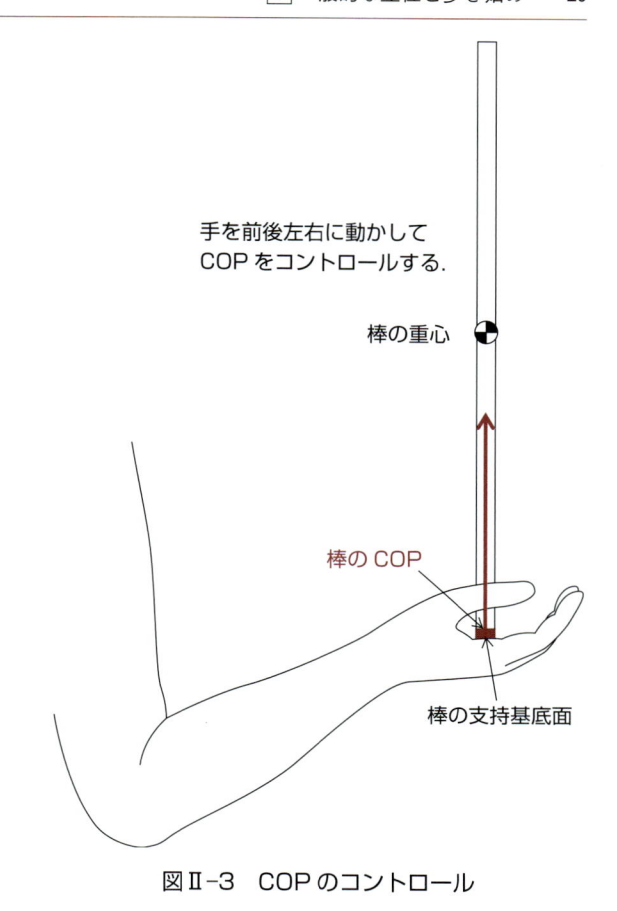

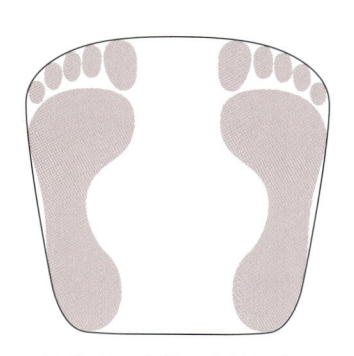

棒の重心

棒のCOP

棒の支持基底面

図Ⅱ-2　立位の支持基底面

図Ⅱ-3　COPのコントロール

1.3 立位に必要な関節モーメント① 矢状面

> **CHECK POINTS**
> ・立位姿勢と足関節底屈モーメント
> ・立位姿勢と腰部モーメント
> ・抗重力筋と立位姿勢に必要な関節モーメントの関係

　身体が立位姿勢を保持するのに必要な矢状面における関節モーメントについて解説する．左右の下肢関節モーメントは，左右の下肢それぞれにかかる床反力に分けて考える必要がある．床反力ベクトルは足関節の前方を通過し，膝関節と股関節の近くを通過している．

　立位姿勢によって，膝関節や股関節は床反力ベクトルは関節のすぐ近くを通るが，関節の前後を通過する場合があり，屈曲，伸展モーメントが切り換わることがある．しかし，図Ⅱ-4 のように足関節ではどのような立位姿勢でも，常に床反力ベクトルが足関節の前方を通過するため，底屈モーメントが必要となる．足関節底屈モーメントを大きく発揮すれば，つま先方向に COP が移動する．反対に足関節底屈モーメントを弱めれば，COP は足関節に近づく．このように矢状面における COP の調整は主に足関節底屈筋によって行われている．前項で解説した，棒が倒れないようにコントロールする手の微妙な動きは足関節が担っているため，足関節底屈モーメントが発揮できなければ，身体は前方に倒れてしまう．

　また，図Ⅱ-5 のように立位時の HAT（頭部 Head，腕 Arm，体幹 Trunk）の重心は第 7～8 胸椎にあり，腰の関節よりもやや前方を通過している．そのため体幹は重力により常に前屈方向に力を受けている．立位時に体幹を直立位に保つためには重力により体幹を前傾させる力に抗して腰部伸展モーメントが必要になる．

　このように抗重力筋が身体の背面にあるのは，身体重心や HAT の重心にかかる重力のベクトルが下肢と腰部の関節の前方を通過しやすいためである．重力によるモーメントに抗する筋がまさに抗重力筋と呼ばれるのである．

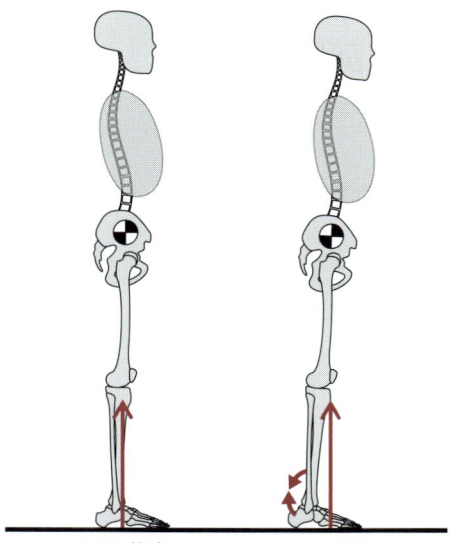

COP 後方　　COP 前方

足関節底屈モーメントを強めると
COP は前方に移動し，弱めると
後方に移動する．

図Ⅱ-4　足関節底屈モーメントと COP の関係

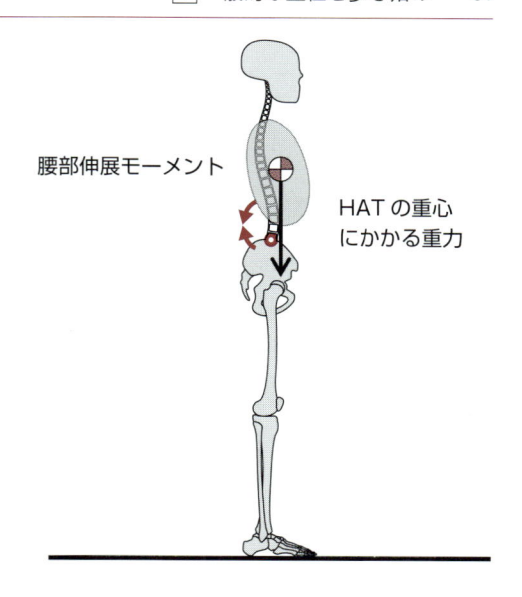

腰部伸展モーメント　　HAT の重心にかかる重力

立位では HAT の重心にかかる重力は腰部関節の前方を通るため，腰部伸展モーメントが必要になる．

図Ⅱ-5　立位姿勢と腰部モーメント

1.4 立位に必要な関節モーメント② 前額面

> **CHECK POINTS**
> ・立位姿勢と股関節外転モーメント
> ・荷重の左右差と前額面の関節モーメント

　前額面から左右それぞれの下肢にかかる**床反力ベクトル**を観察すると，**図Ⅱ-6a**）に示すように足関節と膝関節では関節のほぼ中央を通過しているのに対して，股関節では左右の関節のやや内側を通過している．股関節の内側を床反力ベクトルが通過すると，股関節は内転方向に力を受けるため，これに拮抗して**股関節外転モーメント**が必要になる．

　図Ⅱ-6b）に示すように重心位置が一側に偏ると，一側の床反力が大きくなり，対側の床反力が小さくなる．一側の床反力ベクトルは大きくなるだけでなく，股関節が内転するため，床反力ベクトルは膝関節の内側を通過し，股関節の内側を離れて通過するようになる．これにより**膝関節外反モーメント**が必要となり，同時に股関節外転モーメントはより大きくなる．当然のことながら，このとき一側下肢の床反力ベクトルが大きくなっているので，矢状面では足関節底屈モーメントも大きくなる．床反力が減少した対側の下肢の関節モーメントはいずれも小さくなる．

　休めのような姿勢をとって，左右の下肢の荷重バランスが変わると，荷重が小さくなる下肢のモーメントはいずれも小さくなるが，荷重が大きくなる下肢には矢状面だけでなく，前額面でも大きな関節モーメントが生じるため，注意が必要である．

通常の立位では左右の股関節外転モーメントが発揮される．　　　　　荷重が偏ると片側下肢の股関節外転と膝関節外反モーメントが大きくなる．

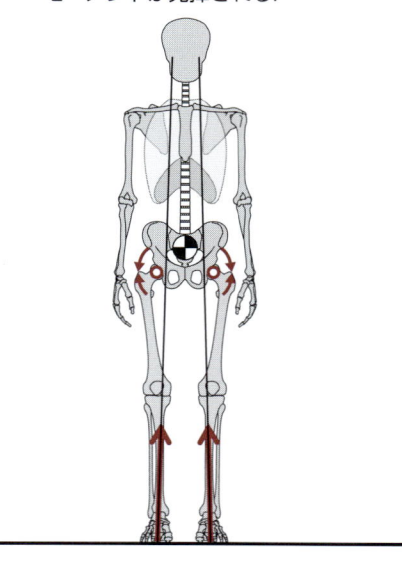

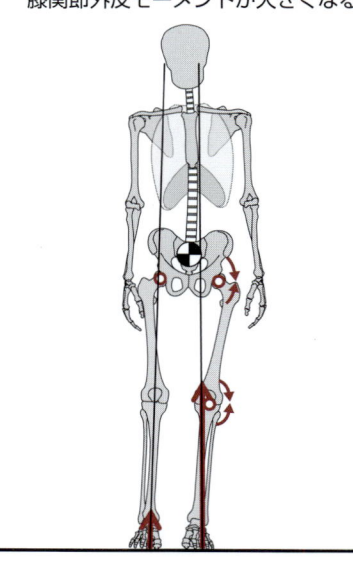

a）通常立位の床反力と関節モーメント　　　　b）片脚に荷重が偏った立位の床反力と関節モーメント

図Ⅱ-6　前額面における立位の床反力と関節モーメント

1.5 立位姿勢が不良なときの関節モーメント

> **CHECK POINTS**
> ・膝が曲がった立位姿勢の関節モーメント
> ・体幹が前屈した立位姿勢の関節モーメント
> ・立位姿勢と関節負担の代償

　静止立位では特に足関節底屈モーメントによる床反力作用点の調整が重要であることを説明したが，立位姿勢が崩れてしまうと図Ⅱ-7に示すように，足関節以外の関節にも負荷がかかる．例えば，膝を屈曲した姿勢では膝関節の後方を床反力ベクトルが通過して膝関節伸展モーメントが増加する．この負担を補おうと体幹を前屈すると今度は股関節の前方を床反力ベクトルが通過して股関節伸展モーメントが増加し，HATの重心位置も腰部から離れるため腰部伸展モーメントが必要になる．

　一般に膝痛を持つものは腰痛になりやすく，逆に腰痛を持つものは膝痛になりやすい．鶏が先か卵が先かという話になるが，悪い関節を代償しようとすると，代償した関節にも負荷がかかるため，このようなことが起こる．健常者の静止立位は疲労に強い筋線維が多いと言われる足関節底屈筋がその役割を担い，他の関節には負荷をかけない効率のよい姿位なのである．

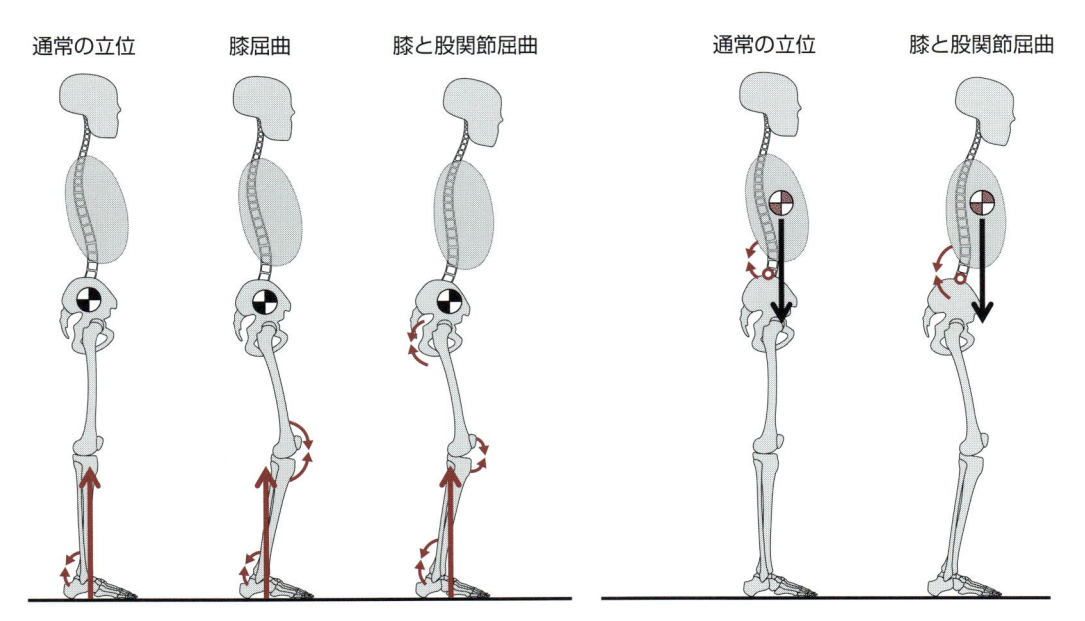

股関節や膝関節が屈曲した姿勢の立位では，足関節モーメント以外の腰，股，膝関節モーメントが大きくなる．

図Ⅱ-7　関節が屈曲した姿勢の関節モーメント

1.6 歩行開始のバイオメカニクス① 矢状面

CHECK POINTS
・矢状面における歩行開始の重心と COP の関係
・歩行開始に必要な足関節底屈モーメントの調節
・歩行開始と手の上の棒が倒れる様子

歩行開始は,「Ⅱ 1.1 一般的な立位」(→ 26 頁) で説明したように,安定した立位姿勢の床反力と重力の平衡を崩すことで始まる.図Ⅱ-8) に示すように立位では重心にかかる重力と床反力ベクトルがほぼ一直線上に並んでいる.床反力ベクトルが重心にかかる重力のベクトルの後方にずれると,重力の力によって身体は前方に倒れる.重心にかかる重力のベクトルを床反力ベクトルとずらすことはできないので,COP を調節して床反力ベクトルと重力のベクトルのずれを生じさせる.

前述したように立位姿勢の矢状面において,COP の調節を行っているのは足関節であり,足関節底屈筋を強めれば,COP は前方に移動し,弱めれば後方に移動する.歩行開始では前方へ歩き出すために,図Ⅱ-8) のようにまず足関節底屈モーメントを弱めて COP を重心よりも後方に移動させて床反力ベクトルを前方に傾ける.これが歩行開始の力源になる.

歩行開始では,積極的に足関節底屈モーメントを弱めるというよりも,立位保持に必要な底屈モーメントを少しだけ弱めることで COP を後方に変位させる.その後は図Ⅱ-9) に示すように,床反力ベクトルと重力のベクトルのずれによって生じる,前方へ身体が倒れる力を用いて足を一歩前に出すことができる.これは,「Ⅱ 1.2 立位の支持基底面」(→ 28 頁) で解説した,手の上の棒が前方に倒れていく様子とよく似ている.

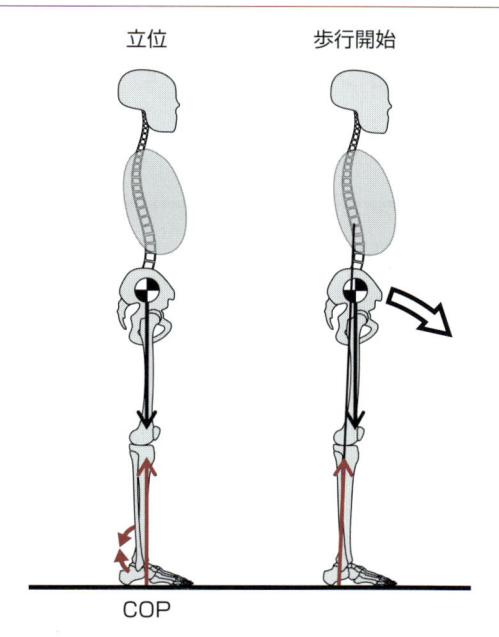

1 一般的な立位と歩き始め　35

立位　　歩行開始

COP

立位で働いている足関節底屈モーメントを
弱めると COP が重心の後方に下がる．

図Ⅱ-8　足関節モーメントによる COP の調整

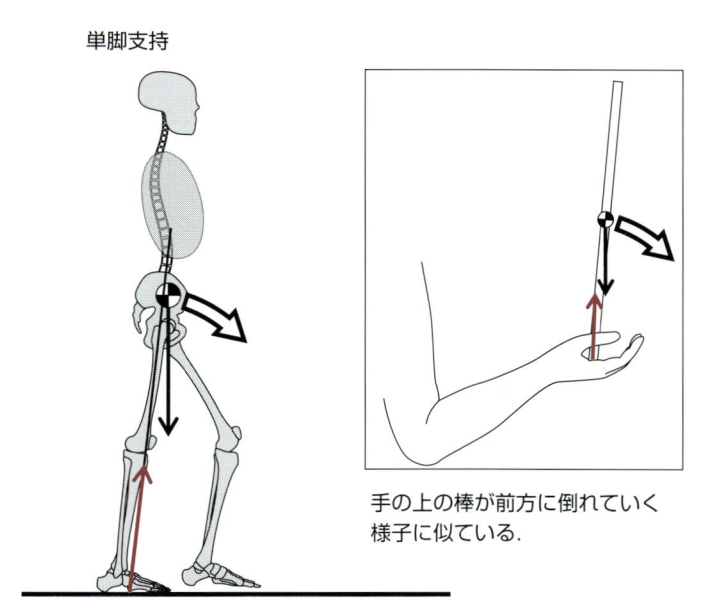

単脚支持

手の上の棒が前方に倒れていく
様子に似ている．

いったん COP が重心よりも後方に下がれば
重力の力を使って，身体は前方に回転
するように倒れていく．

図Ⅱ-9　身体が前方へ倒れる様子

1.7 歩行開始のバイオメカニクス② 前額面

CHECK POINTS
・前額面における歩行開始の重心と COP の関係
・遊脚側への荷重の増加と COP の移動
・歩行開始に必要な股関節外転モーメントの調節

　矢状面では前後方向に重力のベクトルと床反力ベクトルをずらすことで，歩き始めを開始していたが，前額面ではそれが左右方向で起こる．左右の下肢にほぼ等しく生じている床反力の釣り合いを崩せば，COP は左右方向に変位する．

　歩行開始で足を前に出すときには，いったん支持脚に荷重を預けるため，最初から支持脚の床反力が増えて COP が支持脚に移動するイメージを持つ者もいるが，実際はそうではない．歩行開始ではまず，遊脚側の荷重が増えて COP は遊脚側に移動し，左右合成の床反力ベクトルは支持脚に向かって傾く．これを力源として身体重心を支持脚に移動することができる．

　静止立位では，一側の股関節外転モーメントによって身体が押し出される力を，対側の股関節外転モーメントによって打ち消し，身体は左右方向で静止した状態を保っている．

　図II-10 に示すように，歩行開始では，まずはじめに遊脚側の股関節外転モーメントを発揮して，遊脚側の床反力を増加させる．また，同時に支持脚側の股関節外転モーメントを弱めて支持脚側の床反力を減少させる．これによって，遊脚側に COP を移動させて床反力ベクトルを身体重心に向かって傾けることができる．いったん床反力ベクトルを支持脚方向に傾けると，徐々に支持脚の床反力が増えていくので，遊脚側と入れ替わって支持脚の股関節外転モーメントが増加する．この歩行開始の前額面における COP の調整は矢状面とほぼ同時に行われている．

1 一般的な立位と歩き始め　37

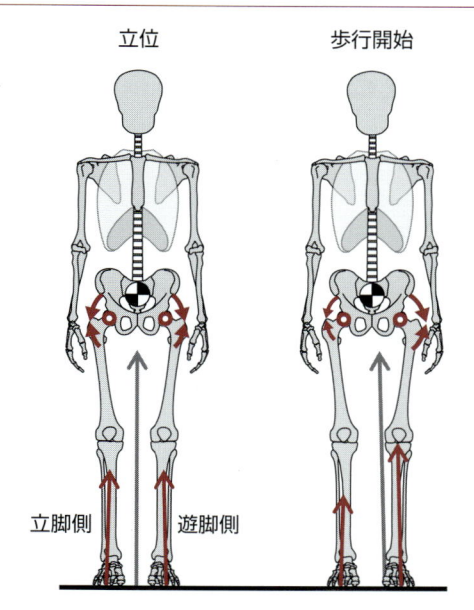

立位　　　　歩行開始　　　　単脚支持

立脚側　遊脚側

遊脚側の股関節外転モーメントを強めると
COPが遊脚側へ移動する．これが重心を
支持脚側に移動させる力源になる．

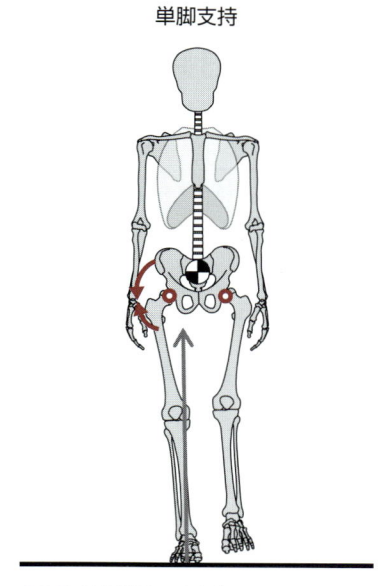

COPが支持脚に近づくと，支持脚の
股関節外転モーメントが増加し，反対
側が振り出される．

図Ⅱ-10　股関節外転モーメントによるCOPの調整

2 福祉用具を用いた立位と歩き始め

2.1 杖を使用した立位

> **CHECK POINTS**
> ・杖の使用と支持基底面
> ・杖にかかる反力
> ・杖の長さと姿勢，下肢，腰部負担の関係

　下肢に障害のある者の杖の使用は，立位姿勢を 2 つの理由から安定させることができる．1 つ目の理由として，立位時の支持基底面は両足底の外周で構成されるが，杖をつくと，図Ⅱ-11a）に示すように，両足底と杖先の外周まで支持基底面を拡大することができる．

　2 つ目の理由として，図Ⅱ-11b）に示すように，杖に荷重がかけられるようになるため，下肢が担う床反力を杖にかかる反力で軽減することができる．これにより立位時の下肢負担を軽減することができる．また，HAT の重心にかかる重力も杖で支えることができるので，腰部負担を小さくすることができる．ただし高齢者が使用する T 字杖では，大きな荷重がかけられないため，杖側の下肢の床反力が大きくなるので，注意が必要である．杖に大きな荷重をかける場合は，図Ⅱ-11c）に示すようにエルボークラッチや多点杖を使うとよい．

　杖の適切な長さは，大腿骨大転子の高さや（身長÷2）+ 3 cm 程度の高さといわれているが，図Ⅱ-11d）に示すように，杖が短いと体幹が前額面，矢状面上で傾いてしまい，HAT の重心が腰の関節から離れて腰部負担も大きくなってしまう．反対に杖が長すぎると，十分に荷重を杖にかけることができず，杖の反力を大きくすることができないので，杖側の下肢の荷重が増えるだけで下肢負担も軽減できなくなってしまう．

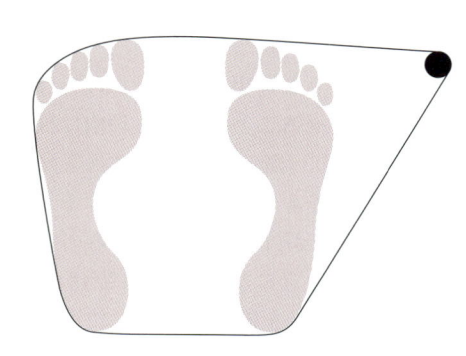

2 福祉用具を用いた立位と歩き始め 39

a）杖をついた立位の支持基底面

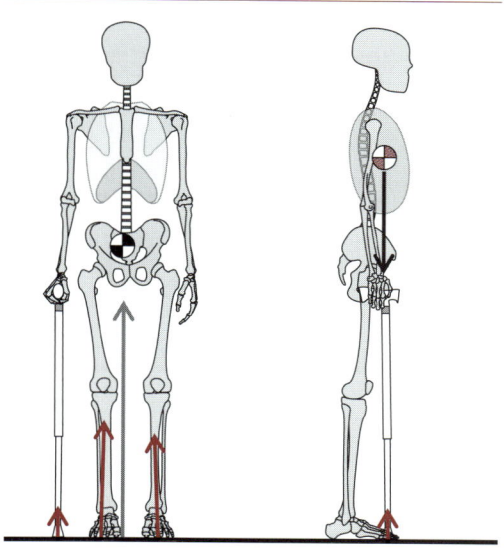

b）適切な高さの杖をついた立位

杖をつくと杖と反対側の下肢の負担を軽減できる．
HATの重心にかかる重力を支えるので腰部負担も小さくなる．

c）エルボークラッチと多点杖

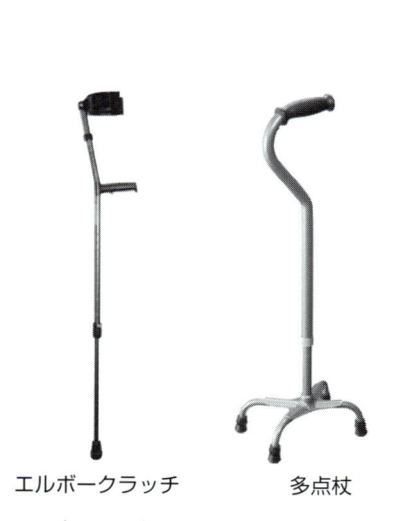

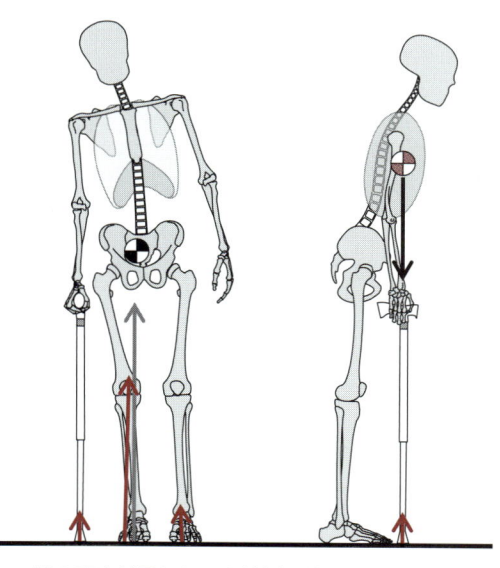

エルボークラッチ　　多点杖

d）不適切な高さの杖をついた立位

杖の高さが足りないと杖側に体幹が傾いて，杖側の下肢の負担が増える．
HATの重心が腰から離れるので，腰部負担が大きくなる．

図Ⅱ-11　杖をついた立位

2.2 歩行器や平行棒を使用した立位

CHECK POINTS
・歩行器，平行棒を用いた立位の支持基底面
・杖と歩行器を用いた立位の違い
・歩行器と平行棒を用いた立位の違い

　下肢の支持性が低い者が立位をとるときは，歩行器のような両手で荷重がかけられる福祉用具を用いるとよい．歩行器の使用により立位姿勢を安定させることができる理由は杖を使用した立位とほぼ同様であるが，図Ⅱ-12a) に示すように，**歩行器使用時の支持基底面は両足と歩行器の4つの支持点の外周**となり，杖よりも支持基底面を拡大することができる．

　また，図Ⅱ-12b) に示すように両上肢で歩行器に荷重をかけることができるので，下肢の床反力を杖よりも大きく軽減できる．加えて，杖使用時のように左右の下肢にかかる床反力の不均衡も起きにくい．歩行器には図Ⅱ-12c) に示すような肘を置いた姿勢で使用できるものもあり，大きな荷重をかけて立位姿勢を保持することができる．

　平行棒を使用した立位では，さらに安定性が高まる．図Ⅱ-12d) に示すように平行棒を使用した場合の支持基底面は平行棒の支持台の外周となり，他の福祉用具と比べて支持基底面が広い．また，歩行器は片手での使用は難しくなるし，荷重を斜め上方向からかけてしまうと，歩行器が倒れてしまう恐れがある．しかし，平行棒は質量が大きいため，どのような荷重のかけ方をしても倒れることがない．よって図Ⅱ-12e) に示すように，平行棒に大きな荷重をかけて立つことができる．このような理由から歩行や立ち上がり練習のリハビリテーション用機器として平行棒が適しているのである．

　杖を用いた立位で説明したように，歩行器であっても平行棒や手すりであっても適切な高さ（大転子の高さ）に調節する必要がある．適切な高さに設定しないと体が前方か側方に倒れてしまい，下肢荷重のアンバランスと腰部負担の増大を招く．

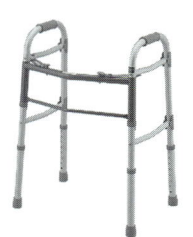

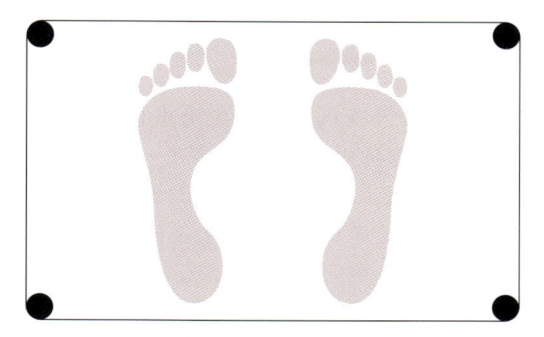

2 福祉用具を用いた立位と歩き始め　41

a）歩行器を用いた立位の支持基底面

歩行器の使用は前後左右に支持基底面を拡大する．

b）歩行器を用いた立位の床反力

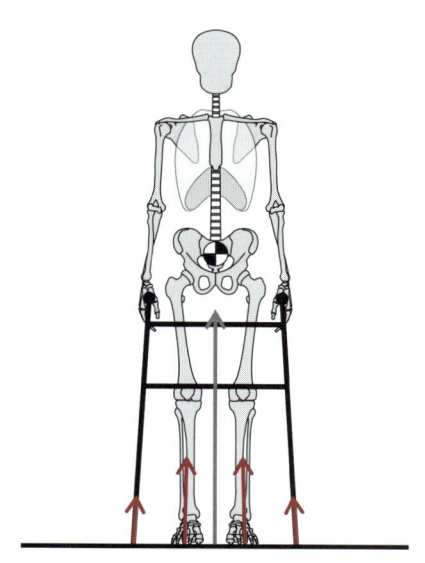

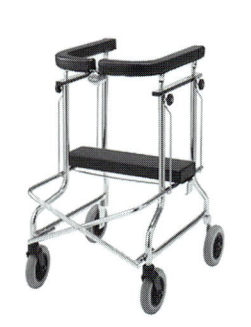

左右均等に荷重をかけやすい．

c）肘を置ける歩行器ならより大きな荷重をかけることができる．

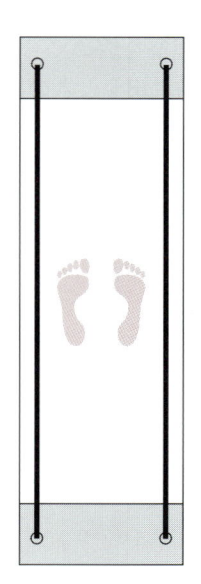

支持台

d）平行棒を用いた立位の支持基底面

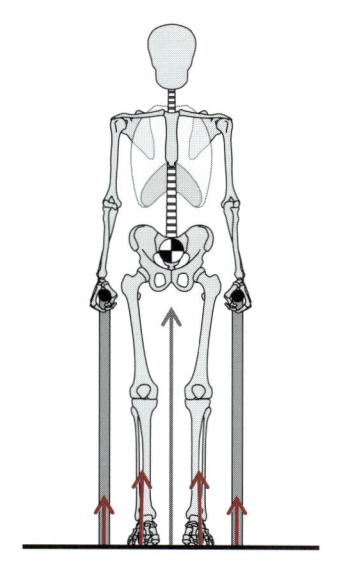

e）平行棒を用いた立位の床反力

図Ⅱ-12　歩行器や平行棒を用いた立位

2.3 福祉用具を使用した歩行開始

CHECK POINTS
・歩行開始の矢状面における手すりの貢献
・歩行開始の前額面における手すりの貢献
・歩行開始における杖の貢献

歩行開始では，矢状面では足関節の底屈モーメントを弱めてCOPを重心の後方に変位させて床反力ベクトルを前方へ傾けること，前額面では遊脚側の股関節外転モーメントを高め，いったんCOPを遊脚側に移動させ，重心位置とのずれを作ることで支持脚に向かって床反力のベクトルを傾け，支持脚の荷重を増やすという2つのポイントがあった．下肢に何らかの問題があり，この2つのことができなくなってしまうと，歩行開始は困難になる．

福祉用具を用いると，下肢に問題があっても手の反力を用いて下肢の役割を補うことで歩行開始を行うことができる．図Ⅱ-13に示すように，手すりを使って歩行開始を行えば，矢状面の手すりを引く力によって前方への推進力を与えることができるので，足関節底屈筋の役割を補うことができる．また，前額面の支持脚のほうに向かって手すりを引く力によって重心を支持脚に移動させることができるため，遊脚側の股関節外転モーメントの役割を補うことができる．ただしこのような手すりに頼った歩行開始を覚えてしまうと手すりなしでは歩行開始ができなくなるため，注意が必要である．

一方，杖を使用した歩き始めでは，手すりの反力ほど歩行開始の助けにはならない．しかし，杖に荷重できることで，足関節底屈筋を弱めてCOPを後方にずらす恐怖心を軽減したり，支持脚に重心を移してから足を一歩前に出すときの助けになる．

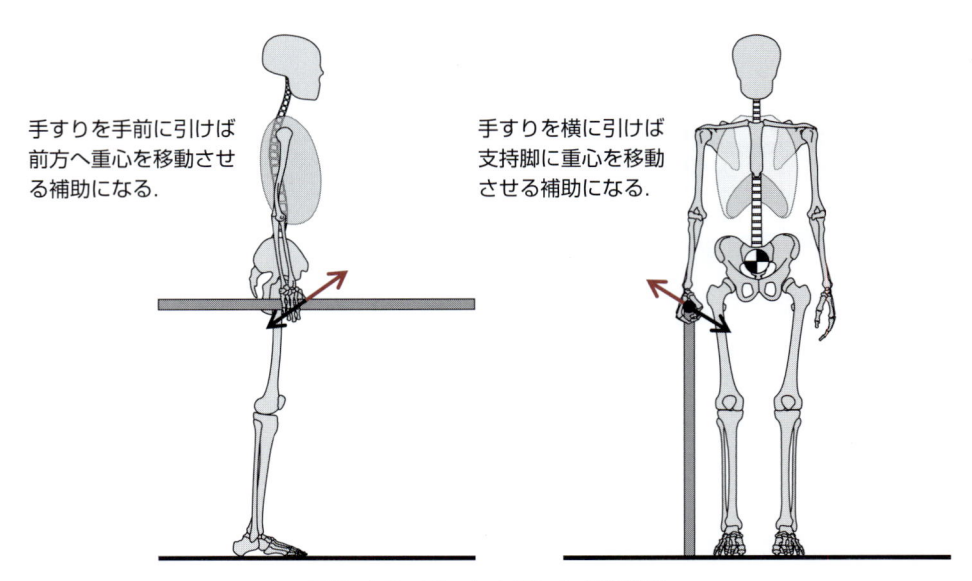

図Ⅱ-13 手すりを用いた歩行開始

3 立位姿勢の評価と歩行開始の介助

3.1 立位姿勢の評価

CHECK POINTS
- 身体各部の関係を評価する
- 位置の評価

　立位姿勢を評価するときには，矢状面と前額面，水平面から**体節の回転と位置**の評価を行う．関節可動域や骨盤の運動などは，**屈曲・伸展，前傾・後傾**という**関節の回転運動**で評価されることが多いが，回転運動のみで評価すると身体全体の位置関係がわからなくなる．

　身体が静止状態にあるとき，**身体重心の真下にCOP**があり，身体重心とCOPの位置は一致している．身体重心は身体各部の重心を合成したものであるため，姿勢が不良となり，身体のある部分が偏位すると，他の部分が反対側に偏位し，身体全体の重心位置を調整しようとする反応が起こる．一側の下肢に痛みがある場合，疼痛を回避するために骨盤位置を反対側に偏位させ，荷重量を減らす．その際，体幹を正中位に保ったままであると，重心位置が反対側に偏りすぎて**支持基底面内**から外れて転倒してしまう．そのため，体幹を反対側に傾斜し，重心位置を反対側に移動させすぎないようにする反応が起こる場合がある．

　姿勢の評価は，前額面では足部の中心，矢状面では足関節位置を中心として左右，前後のどちらに身体各部が位置するのか，体節の位置の評価も同時に行うことが大切である（図Ⅱ-14）．

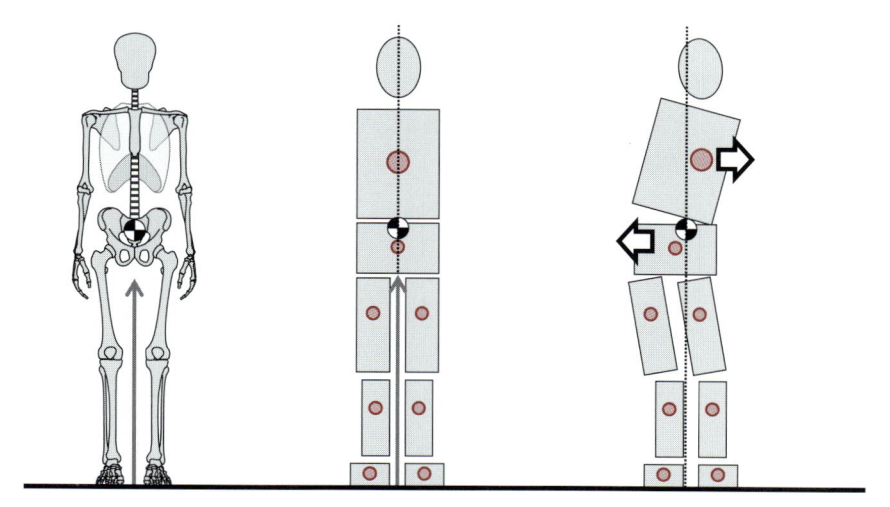

図Ⅱ-14　身体全体の重心位置とCOP

3.2 高齢者の姿勢と評価

> **CHECK POINTS**
> ・下肢の代償的反応
> ・体幹の評価

　高齢者の立位姿勢では，骨盤後傾，腰椎前彎の減少，胸椎後彎位（円背）で，股関節・膝関節屈曲位，足関節背屈位が観察されることがある．この姿勢では膝関節が伸展しないため，膝関節伸展筋群の筋力低下が起きていると考えられやすい．

　しかし，実際は図Ⅱ-15 に示すように，膝関節中心が前方に位置するため，**床反力ベクトル**が膝関節後方を通過し，立位を保持するためにより大きな**膝関節伸展モーメント**が必要となる．図Ⅱ-15 のような姿勢では，骨盤後傾・腰椎後彎位により **HAT の重心位置**が後方化するため，身体重心が支持基底面後方へ外れないようにするための代償的な反応として，膝関節を屈曲し，足関節を背屈させていると考えられる．

　よって，膝関節伸展可動域と伸展筋力があるにもかかわらず，**膝関節屈曲位**となってしまう場合には，骨盤や脊柱のアライメントを改善する必要がある．この場合，脊椎の可動性の評価や骨盤を正中位に保持するために必要な**股関節屈曲筋群（腸腰筋）の評価**を行い，HAT の重心位置を前方へ移動させる訓練が必要となる．

　脊柱の前後方向の動きは，下位頸椎，第 11 胸椎～第 2 腰椎，下位腰椎の 3 つの領域で主に行われていることが知られている．しかし，圧迫骨折や椎骨の変性が生じている場合は，その限りではない．したがって，X 線写真で骨の状態を確認し，背臥位で疼痛が生じるか否かの確認を行った上で，脊柱の可動性や筋力の評価を行う必要がある．

　高齢者は，長期にわたる生活の積み重ねにより，その姿勢が構築されていると考えられるため，徒手筋力評価など単一の筋群の評価のみでは姿勢の因果関係を明らかにすることは困難である．そのため，図Ⅱ-16 に示すように，座位において上肢の支持の有無で後彎の程度が変化するか（**体幹筋群の評価**），上肢の支持がなくても骨盤の前傾と腰椎前彎の動きが可能か（**腸腰筋の評価**）など，複合した運動の評価が必要である．

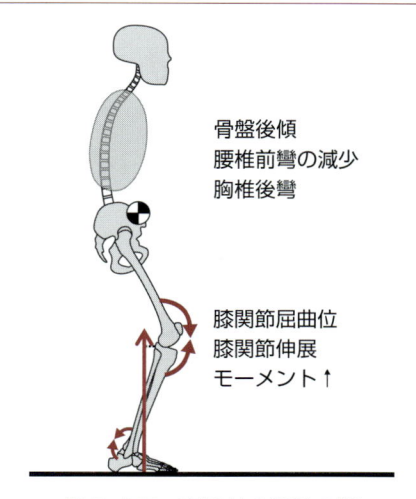

3 立位姿勢の評価と歩行開始の介助　45

図Ⅱ-15　高齢者の姿勢の例

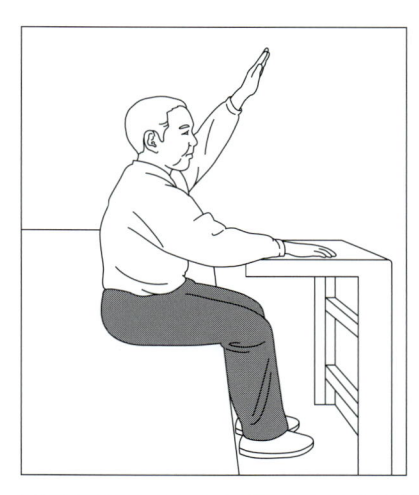

骨盤後傾
腰椎前彎の減少
胸椎後彎

膝関節屈曲位
膝関節伸展
モーメント↑

上肢の支持の有無で体幹の後彎が
変化するかを評価する．
　　a）体幹筋群の評価

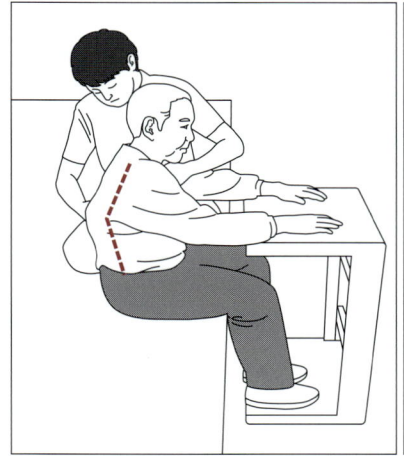

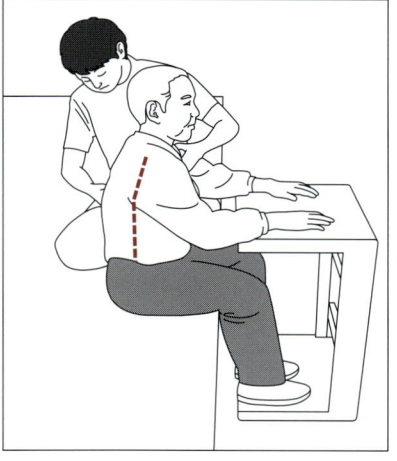

骨盤の前後傾と体幹の屈伸から腸腰筋の筋力を評価する．
　　b）腸腰筋の評価

図Ⅱ-16　脊柱可動性と骨盤前傾の評価

3.3 立位におけるCOP移動量の評価

> **CHECK POINTS**
> ・COP前後移動の評価方法
> ・COP左右移動の評価方法

　立位において，人間は筋力により**COP**をコントロールして**身体重心**が**支持基底面内**から外れないようにしているため，**足底内**でCOPを動かす能力が必要となる．一般に高齢になるとCOPが前後方向へ移動する範囲は少なくなる．COPを移動する範囲は若年者では足長の60％程度であるが，高齢者では20％以下になるといわれている．

　立位姿勢では，主に**足関節底屈モーメント**を増減させることでCOPをコントロールしている．COPを後方に移動するためには，「Ⅱ 1.3 立位に必要な関節モーメント① 矢状面」（→30頁）で解説したように，立位時に発揮されている足関節底屈モーメントを減少させなくてはならない．底屈モーメントを減少させる方法として，①**底屈筋群**を緩める方法と，②拮抗関係にある**背屈筋群**を収縮させる方法がある．しかしながら，高齢者の場合，底屈モーメントの減少を促すために「底屈筋を緩めてください」と指示しても，できることは少ない．一方で，**図Ⅱ-17a**）に示すように，拮抗関係にある**足関節背屈筋群**を収縮させるよう，「つま先を上げてください」と指示すると，足関節底屈モーメントは小さくなり，COPを後方へ移動させることができる．

　図Ⅱ-17b）に示すように，COPの前方移動を促すためには「踵を上げてからつま先立ちをしてください」と指示すると足関節底屈モーメントが増加して，COPを前方へ移動させることができる．これによりCOPの前方移動の有無を評価できる．

　図Ⅱ-18a）に示すように，**高齢者の左右方向へのCOP移動量を評価**するとき，「体重を片側へ移動してください」と指示すると，体幹を側方へ傾斜し，身体重心を動かすことによりCOPの移動をはかる反応を起こすことが多い．転倒予防の観点からは，身体重心を変化させないようにCOPをすばやく左右方向へ動かす能力が必要なため，身体重心の動きを最小限にするため**体幹を正中位に保持したまま荷重移動することが重要**である．そのため，「体と膝をまっすぐにしたまま，右側（片側）の踵を少し浮かすようにしてください」と指示すると右側の荷重量が少なくなり，COPが反対側（左側）へ移動する．

　体幹が前後左右方向へ移動してしまう場合は，**図Ⅱ-18b**）に示すように，**胸骨・脊椎部に軽く触れ**て，体幹を正中位に保つための意識づけをするとよい．

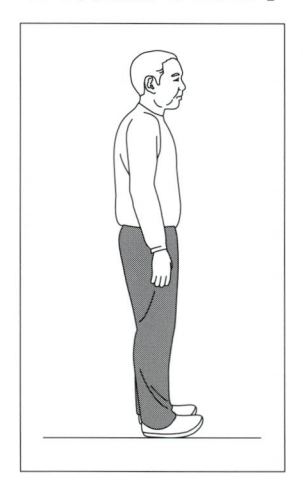

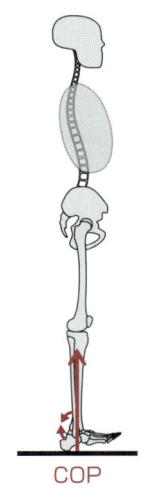

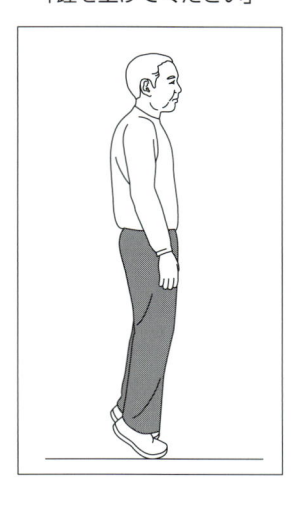

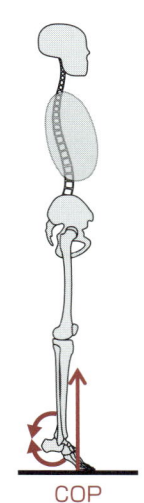

3 立位姿勢の評価と歩行開始の介助   47

「つま先を上げてください」

「踵を上げてください」

a）COP 後方移動の評価

b）COP 前方移動の評価

図Ⅱ-17　前後方向への COP の移動

体幹を傾けず，COP を
側方移動させる．

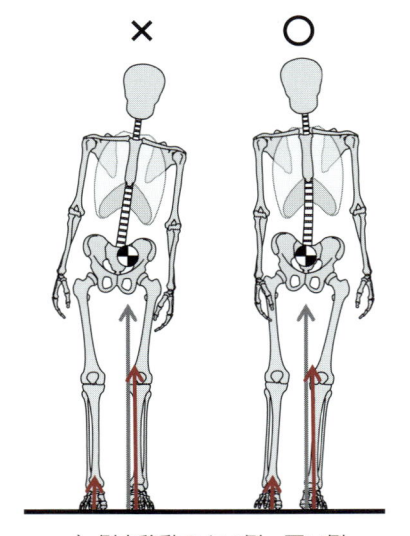

胸骨・脊椎部に軽く触れて，体幹を正中位に
保つための意識づけをする．

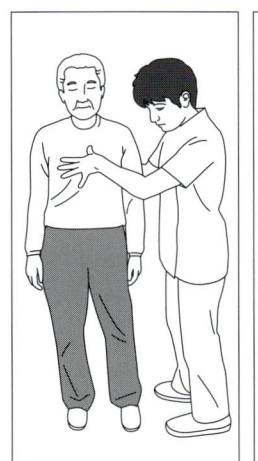

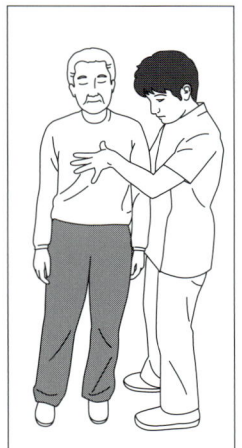

a）側方移動のよい例，悪い例

b）側方移動の介入方法

図Ⅱ-18　左右への COP の移動

3.4 パーキンソニズムの歩行開始の訓練

> **CHECK POINTS**
> ・パーキンソニズムの歩行開始（すくみ足）
> ・バイオメカニクスの観点からみたパーキンソニズムに対する歩行開始の訓練

すくみ足は，運動麻痺がないにもかかわらず，足底が床面に接着剤ではりつけたようになって歩けなくなる病態で，パーキンソン病の主要徴候として知られている．方向転換時，狭い場所を通るとき，目標に近づいたときなどにも生じるが，多く見受けられるのは歩行開始時である．

すくみ足は，罹病期間や重症度と相関を示すが，筋強剛や寡動などの他のパーキンソニズムと相関を示さないことなどから，その病態生理，主要責任病巣はいまだ不明である．すくみ足では，足下に跨ぐものがあれば歩くことができるという逆説的歩行（kinesie paradoxale）が知られており，視覚や聴覚を利用した刺激を加えることにより歩行開始を誘発するリハビリテーションが一般的である．

パーキンソニズムを呈する患者の歩行開始ではCOPと身体重心とのズレを作りだすことが難しくなることが知られている．また，図Ⅱ-19に示すように，立位姿勢は，胸椎後彎位の増加による体幹屈曲位となりやすく，重心の前方移動により足関節底屈モーメントが大きくなる．

したがって，パーキンソニズムを呈する患者の歩行開始の練習をする際には，まずは静止立位での過度な足関節底屈筋群の活動を防止するため，座位や臥位での胸椎後彎の減少，体幹の前後方向への可動性の拡大をはかる．例えば，図Ⅱ-20のような臥位での体幹伸展方向へのストレッチが効果的である．

歩行開始のための動的な練習としては，第1段階として，立位で前後方向へのCOPの移動を促すため，つま先あげるように口頭指示をしてCOPの後方移動，踵を上げるように口頭指示することによりCOPの前方移動を促す．第2段階として，一側の踵荷重と反対側のつま先荷重の練習をし，COPを後側方へ移動させる練習をするなど，COPと身体重心のズレを作り出し，歩行開始を誘発するような訓練を行うとよい（図Ⅱ-21）．

3 立位姿勢の評価と歩行開始の介助

胸椎後彎位
重心の前方移動

足関節
底屈モーメント↑

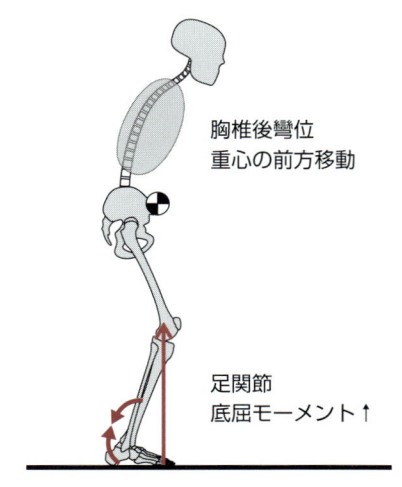

図Ⅱ-19　パーキンソン病患者の立位

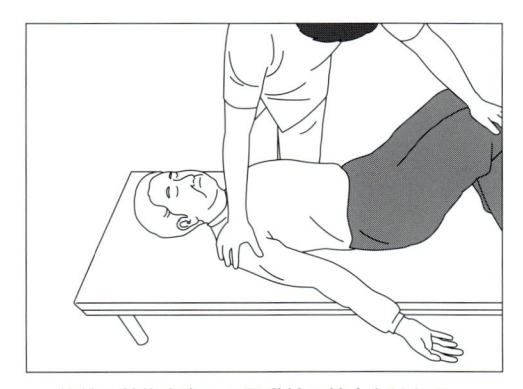

体幹の前後方向への可動性の拡大をはかる．

図Ⅱ-20　臥位での体幹ストレッチ

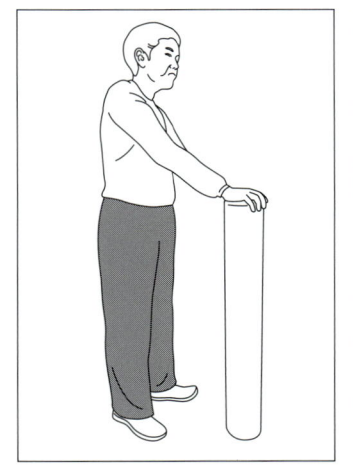

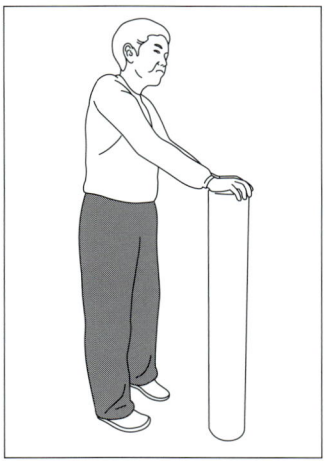

一側下肢のつま先を上げて，反対側下肢の踵を上げることで，COPの移動訓練を行う．

図Ⅱ-21　COP移動訓練

3.5 片麻痺者の歩行開始の訓練

> **CHECK POINTS**
> ・麻痺側からの歩行開始
> ・非麻痺側からの歩行開始

　脳梗塞，脳出血などの脳血管障害による**片麻痺者**は，**伸展共同運動パターンや屈曲運動パターン**などの粗大な運動に支配され，上下肢の分離した運動が困難となる．また，運動の分離とともに筋力の低下が認められることが多く，上下肢の運動を体幹の前後傾・側方傾斜などで代償することが多い．

　麻痺側からの歩行開始の場合，①麻痺側の**足関節底屈モーメント**を減少させて COP を後方へ移動させることと，②麻痺側の**股関節外転モーメント**を高めて COP を支持脚側に移動させることが困難であり，**身体重心と COP のズレ**をつくることが難しくなる．また，下肢を振り出すために必要な麻痺側の股関節屈曲を行うことも難しくなる．これらを代償するために，片麻痺者は体幹を非麻痺側後方へ傾斜することで，身体重心を支持脚である非麻痺側後方へ移動する．このとき，身体重心が非麻痺側後方へ移動して**支持基底面**から外れてしまうと，非麻痺側後方に転倒してしまう（図Ⅱ-22）．

　「Ⅱ 2.3 福祉用具を使用した歩行開始」（→42頁）で解説したように，平行棒を使って歩行開始をする場合は，平行棒を引く力による前方への推進力を利用できるため，後方へ転倒することはない．しかし，杖を使用した場合では引く力を利用できないため，平行棒ほどは歩行開始の助けとならない．

　したがって，片麻痺者の歩行開始では，**体幹の後傾・側方傾斜を伴わずに股関節の屈曲を促通する訓練が必要**になる．抗重力位では，体幹が傾斜しないように不安定な座面の上で股関節屈曲を促す訓練を行う．抗重力位で股関節を屈曲させたときに体幹の代償が生じてしまう場合は，負荷量を減らして背臥位で訓練を行う．背臥位では，背面をベッドに押し付けないよう注意し，呼吸により下部体幹筋群の収縮を促しながら，**股関節屈曲運動**を促通する訓練を行う（図Ⅱ-23）．

　非麻痺側からの歩き始めの場合，麻痺側下肢は，COP の制御にはほとんど関与していないことが予測される．このときには，振り出し脚である非麻痺側足関節の底屈モーメントをわずかに弱めることにより，COP と身体重心とのズレを生じさせ，前方への推進力を得ることができる．また，非麻痺側下肢の随意運動は可能なため，非麻痺側外転筋の活動を高めて身体重心を支持脚へ移動させ（このとき支持脚は麻痺側となるので支持する能力が低い患者は注意が必要），非麻痺側の股関節を屈曲することによる振り出しができる．したがって，麻痺側を振り出すときのように体幹を非麻痺側後方へ傾斜させる代償動作を行う必要がないため，身体重心の後方化は生じにくい．

　臨床上の観察で非麻痺側から歩き始める片麻痺者が多いのは，麻痺側の代償である体幹を非麻痺側後方へ傾斜させることで生じる身体重心の後方化を防ぐためと考えられる．

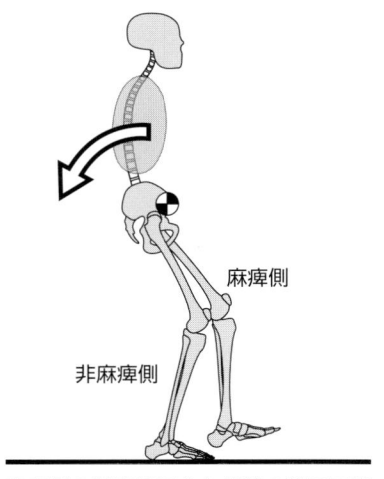

麻痺側の股関節屈曲を体幹の後屈で代償することにより，身体重心の後方化が起こる．

図Ⅱ-22　麻痺側からの歩き始め

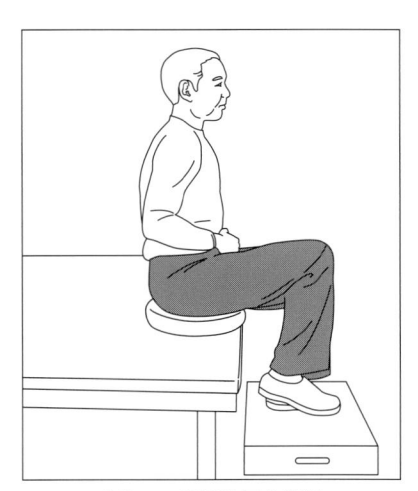

座位での股関節屈曲訓練

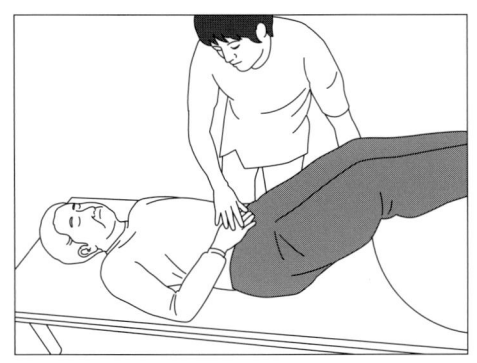

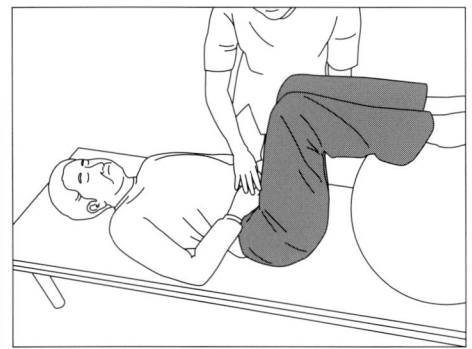

背臥位での股関節屈曲訓練

図Ⅱ-23　体幹の代償を抑えた股関節屈曲訓練

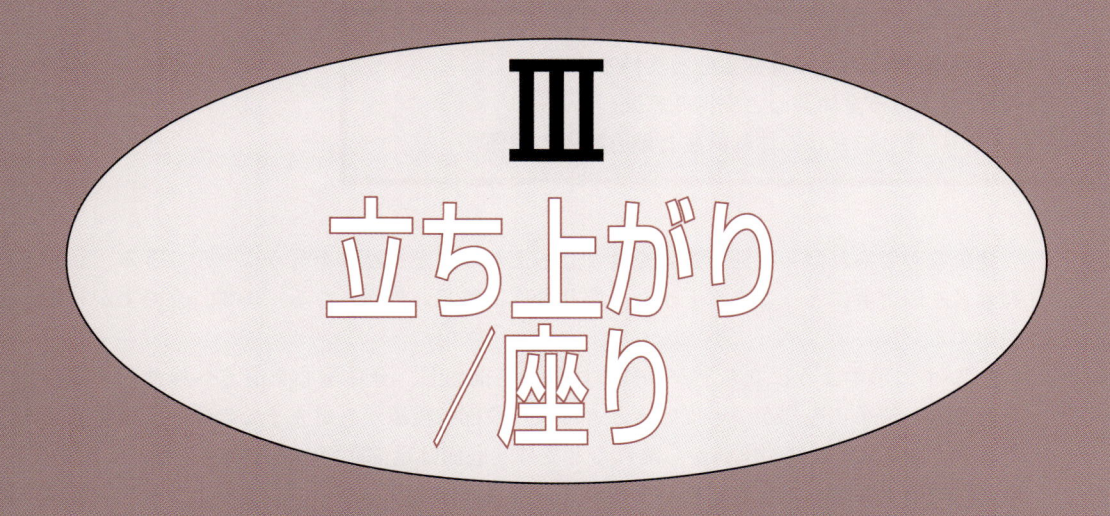

III
立ち上がり/座り

1 一般的な立ち上がり/座り

1.1 立ち上がり/座り動作と支持基底面の関係

> **CHECK POINTS**
> ・立ち上がり動作における身体重心と支持基底面
> ・座り動作における身体重心と支持基底面
> ・立ち上がり/座りにおける体幹前屈と重心移動の関係

　健康な者であれば，特別な意識をせず**立ち上がり，座り動作**を行うことができる．しかし，高齢者や障害者にとって立ち上がり，座り動作は難しい動作となる．まず，立ち上がり動作を説明する．

　図Ⅲ-1に示すように立ち上がり動作は体幹を前屈し，身体重心を前方へ移動させることから始まる．椅子に殿部がついているときには，殿部の後端から足先までの広い**支持基底面内**に身体重心がある．殿部が座面から離れると支持基底面は足部底面のみとなり，とても狭くなる．殿部が座面から離れるときに重心を狭い支持基底面に入れるために，**立ち上がり初期には体幹の前屈が重要**になる．座面から殿部が離れると重心が上方に持ち上げられ，立ち上がりは終了する．

　図Ⅲ-2に示すように，座り動作は反対に狭い支持基底面から広い支持基底面に移動させる動作である．しかし，座り動作を開始して早々身体重心が足部の支持基底面から出てしまうと，座面にドスンと落下するように腰掛けることになるので危険である．よって座り込みでも，体幹，股関節，膝関節を屈曲して，できるだけ**座面に殿部が接触する直前まで身体重心を足部の支持基底面に入れた状態で着座する**必要がある．

　また，支持基底面はつま先から椅子の後脚までではなく，殿部後端が最後点であることを知っておかなくてはならない．着座時に重心がこの支持基底面から後方に出てしまうと，身体は後方に転倒してしまう．

1 一般的な立ち上がり/座り　55

広い支持基底面から狭い支持基底面に変化する.

支持基底面

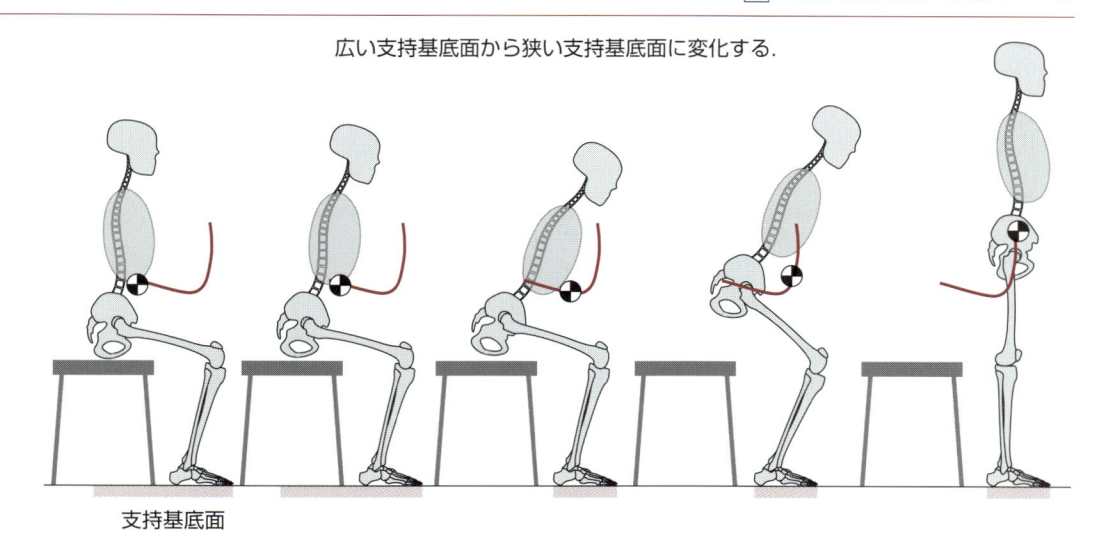

図Ⅲ-1　椅子からの立ち上がり動作の重心と支持基底面の関係

立ち上がりとは反対に狭い支持基底面から広い支持基底面に変化する.

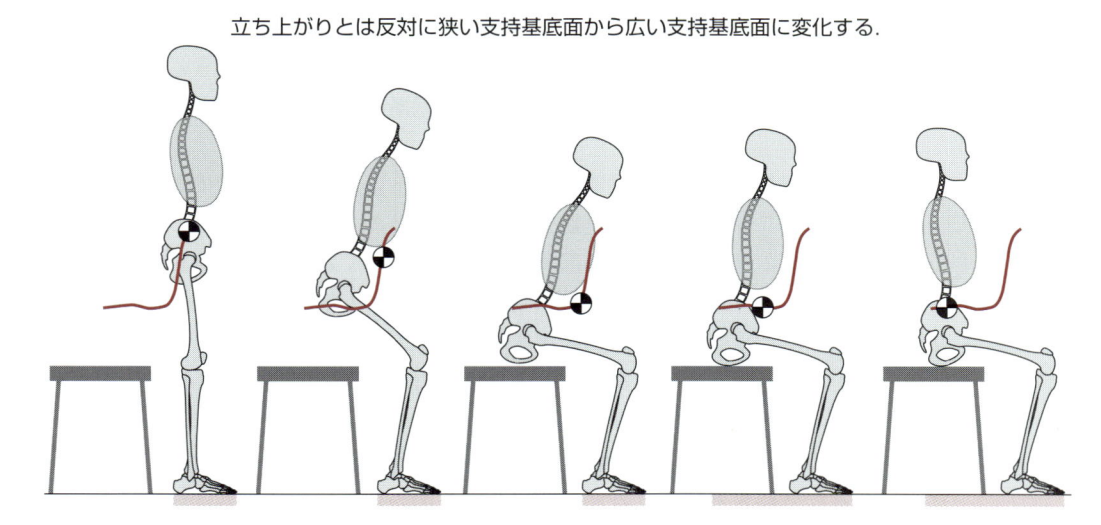

図Ⅲ-2　椅子への座り動作の重心と支持基底面の関係

1.2 立ち上がりのバイオメカニクス

> **CHECK POINTS**
> ・立ち上がりの開始と股関節屈曲モーメントの関係
> ・離座における股関節，膝関節伸展モーメントの役割
> ・立ち上がりの股関節と膝関節伸展モーメントの収縮様式
> ・立ち上がりにおける床反力鉛直方向成分

通常立ち上がり動作は体幹の前傾から開始される．図Ⅲ-3に示すように，立ち上がり開始時には，求心性の股関節屈曲モーメントを発揮することで同時期に骨盤と体幹の前傾が起こる（求心性収縮による関節モーメントは実線の円弧の矢印〔 〕で示す）．このきっかけ作りができれば，体幹は自然に前方へと倒れていく．

体幹の傾斜が始まると，すぐに遠心性の股関節伸展モーメントが発揮される（遠心性収縮による関節モーメントは点線の円弧の矢印〔 〕で示す）．これは骨盤と体幹が急激に前に倒れていかないよう，ブレーキの役割をしている．この股関節伸展モーメントによるブレーキによって，殿部離座までに体幹をどの程度前傾させるかを調節することができる．このブレーキがないと，体幹前面と大腿上面が折りたたみ式の携帯電話のようにパタンと折れてくっついてしまう．

このように殿部離座までは，股関節屈曲モーメントによる動作開始のきっかけづくりと伸展モーメントによるブレーキの作用が重要になる．腰部のモーメントもきっかけづくりやブレーキ作用として発揮されているが，腰部モーメントについては後の項で解説する（→60頁）．

図Ⅲ-4に示すように殿部離座までに体幹前傾がなされて身体重心が前方に移動し，足部支持基底面に近づくと重心の上方移動が起こる．このときに床反力の鉛直方向成分が最大となり，身体重心にかかる下向きの重力よりも大きな床反力を発揮して身体重心には上方への加速度が生じる．重心の上方移動は求心性の股関節と膝関節の伸展モーメントによってなされており，殿部離座付近で股関節と膝関節の伸展モーメントも最大となる．

重心がある程度持ち上げられると膝関節と股関節の伸展モーメントは徐々に小さくなり，床反力鉛直方向成分は身体重心にかかる重力よりも小さくなる．身体重心には下方への加速度が生じ，殿部離座で生じた上方への加速度が打ち消される．立ち上がりが完了すると，足関節の底屈モーメントは立位における床反力作用点（COP）のコントロールを行うようになる．

股関節屈曲モーメントによる体幹前傾のきっかけ作り.

股関節伸展モーメントによる体幹前傾のブレーキ.

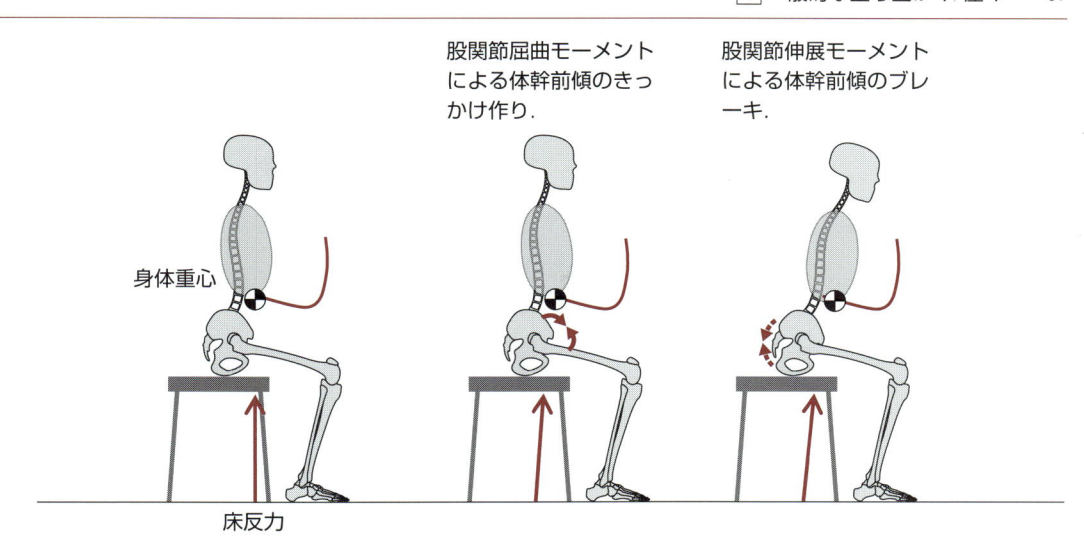

身体重心

床反力

図Ⅲ-3　立ち上がり開始から殿部離座まで

求心性の股関節と膝関節伸展モーメントで身体を上方へ持ち上げる.

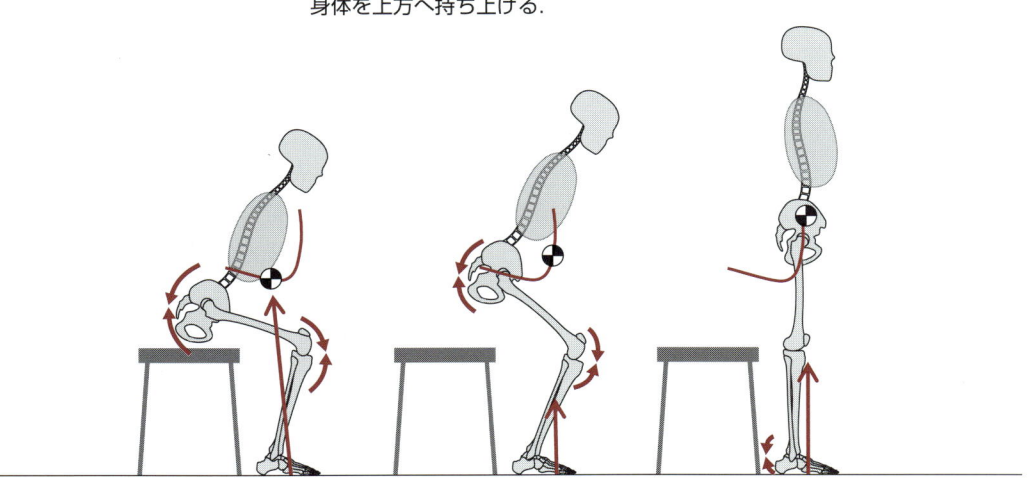

図Ⅲ-4　殿部離座から立ち上がり終了まで

1.3 座り動作のバイオメカニクス

> **CHECK POINTS**
> ・座り動作開始と足関節底屈モーメントの関係
> ・着座前における股関節と膝関節の役割
> ・座りの股関節と膝関節伸展モーメントの収縮様式
> ・座りにおける床反力鉛直方向成分

　座り動作では図Ⅲ-5に示すように，立位のCOPをコントロールしている足関節の底屈モーメントが減少し，身体重心にかかる重力よりも床反力の鉛直方向成分が小さくなり下向きの加速度が生じる．このとき体幹とともに膝関節と股関節は屈曲しながら，遠心性の膝関節と股関節の伸展モーメントが徐々に大きくなる．

　その後，図Ⅲ-6に示すように着座前に足部にかかる床反力鉛直方向成分は最大となり，身体重心にかかる重力よりも大きくなって，動作初期に生じた下方向の加速度を打ち消そうとする．このとき，遠心性の股関節と膝関節伸展モーメントが十分に働かないと，座面にドスンと腰掛けて，座面から生じる上方向の反力で下方向の加速度を打ち消すこととなる．この力が大きいと高齢者等では尾てい骨や腰椎の圧迫骨折につながることもある．着座が終わると，求心性の股関節伸展モーメントを発揮させ，前傾した体幹を中立位に戻して動作が完了する．

　座りと立ち上がりの違いをまとめると，立ち上がりでは床反力鉛直方向成分が大きくなってから小さくなったのに対し，座りでは小さくなってから大きくなる．また，立ち上がりは重心を前方へ移動させてから求心性の関節モーメントで重心を持ち上げる動作だったのに対し，座りは遠心性の関節モーメントで重心を降ろしてから重心を後方へ移動させる動作となる．

1 一般的な立ち上がり/座り　59

立位時で働いている足関節底屈モーメントを弱めて床反力を小さくする．

遠心性の股関節と膝関節の伸展モーメントで身体を下方に降ろしはじめる．

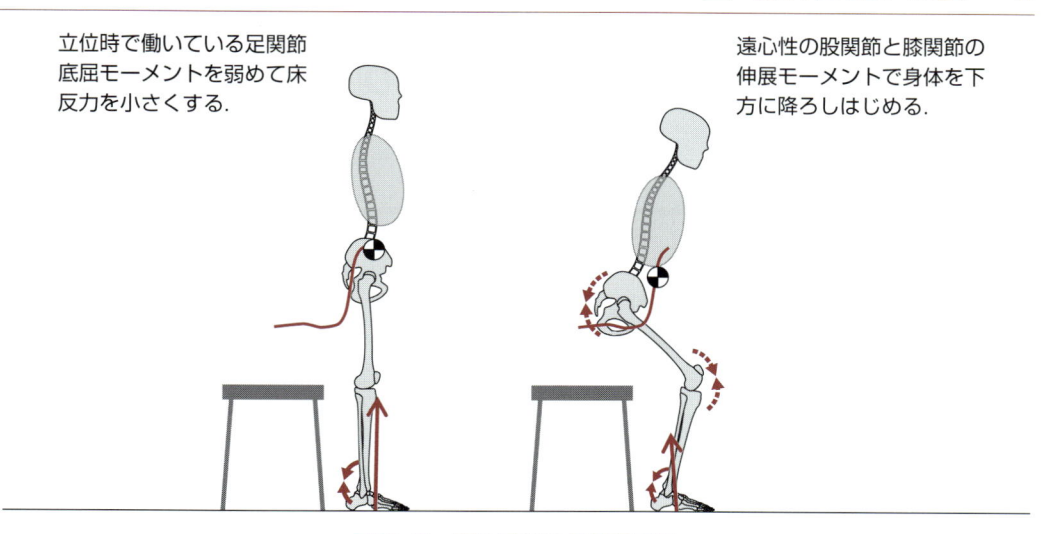

図Ⅲ-5　座り開始から着座まで

遠心性の股関節と膝関節伸展モーメントは着座付近でピークになる．

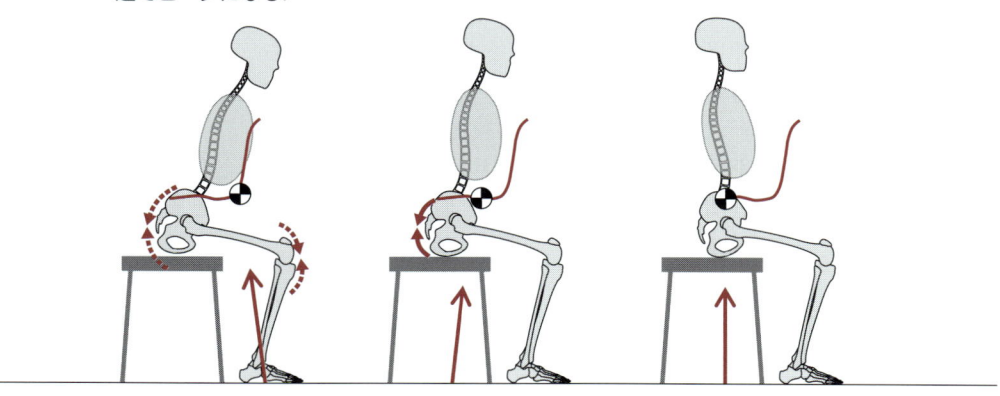

図Ⅲ-6　着座から座り動作終了まで

1.4 体幹を大きく前傾した立ち上がり/座り

> **CHECK POINTS**
> - 体幹を前屈すると立ち上がり/座りがしやすくなる理由
> - 体幹前屈角度と身体重心，支持基底面
> - 体幹前屈角度と腰部，下肢関節モーメントの関係

　通常の立ち上がり/座りと比べて，**体幹を前傾した立ち上がり/座り**では，離座と着座のときに大きな違いがみられる．体幹には頭部と上肢がつながっていて，それらを合わせると体重の約65％を占める．よって，体幹が動くと身体の重心は大きく動く．体幹を大きく前傾すると身体重心は前に移動し，足部の支持基底面に重心をしっかりと乗せた状態で立ち上がりや座りを行うことができる．

　このようにすると図Ⅲ-7に示すように，通常の立ち上がりと比べて殿部離座における身体重心の位置が膝関節に近づくため，**床反力ベクトル**の後方への傾きが少なくなり，膝関節伸展モーメントの**レバーアーム**が減少する．これにより膝関節伸展モーメントは小さくてすむが，股関節からは大きく離れてしまうため股関節の伸展モーメントが大きくなる．

　また「Ⅰ 14 腰部モーメント」(→20頁) で解説したHATの重心も腰部関節中心から離れるので，腰部伸展モーメントも大きくなる．しかしながら，一般に膝関節より腰や股関節についている筋の方が大きくて力を出しやすいので，**体幹を前傾すると大きな筋力を使って立ち上がり/座りを行うことができる**と言い換えることもできる．

　反対に体幹を前傾させずに立ち上がったり，座ったりするときは，重心が膝関節から離れてしまうので，膝関節の伸展モーメントが増加する一方で，腰部と股関節の伸展モーメントが減少する．

体幹を前傾すると，
股関節モーメント大，膝関節モーメント小．

体幹を前傾すると，
腰部モーメント大．

HATの重心

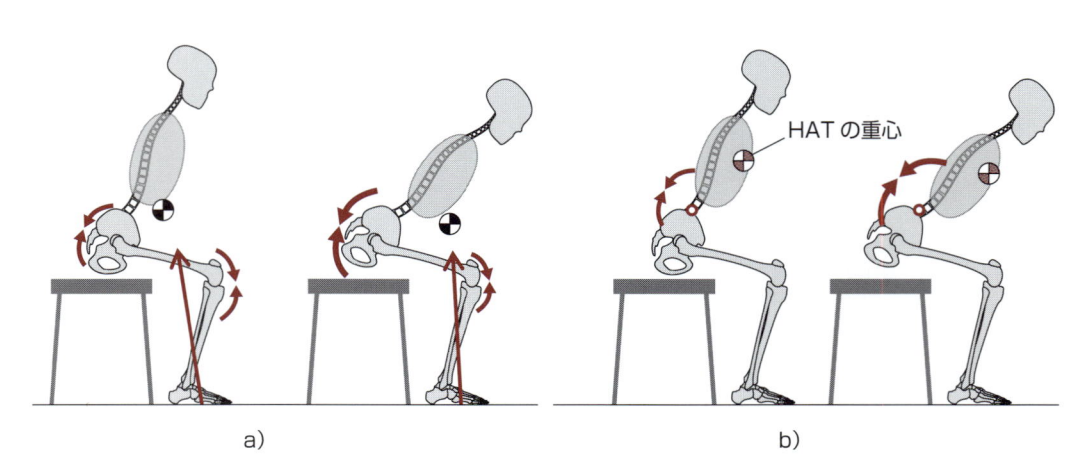

a) b)

図Ⅲ-7　体幹前傾角度の違いによる腰部および下肢関節モーメントの大きさ

1.5 足を後方へ引いた立ち上がり/座り

> **CHECK POINTS**
> ・足を後ろに引くと立ち上がり/座りがしやすくなる理由
> ・足を後ろに引いた立ち上がりの重心と支持基底面
> ・足を後ろに引いた立ち上がりの体幹前屈角度と下肢負担の関係

　足を後方へ引いた立ち上がり/座りを行うと，重心の前後移動に大きな違いがみられる．図Ⅲ-8に示すように，足を後ろに引くと座位時の**支持基底面は小さくなるが**，足部のみで構成される支持基底面が後方に移動し，身体に近くなる．前述したように重心の前後の移動には体幹の前屈角度が関係する．足を後方に引くことで，**足部支持基底面が身体重心に近づき**，立ち上がり/座り動作時の体幹前屈角度も小さくて済む．体幹の前屈角度が小さくなることで，腰部と股関節の負担を小さくすることができる．この場合，体幹前屈角度は小さくても足と殿部の位置が近いので，**立ち上がり動作時に重心の位置は膝関節と近く**なり，膝関節の負担も足を前に出したときと比べて大きくならないで済む．

　一方，足と殿部の位置が離れていると，体幹前屈角度を大きくしないと支持基底面に重心を入れることができなくなってしまう．足を後ろに引くだけで腰部と下肢のモーメントを軽減することができるのである．

a) 足を引いたとき　　　　　　　　b) 足を前に出したとき

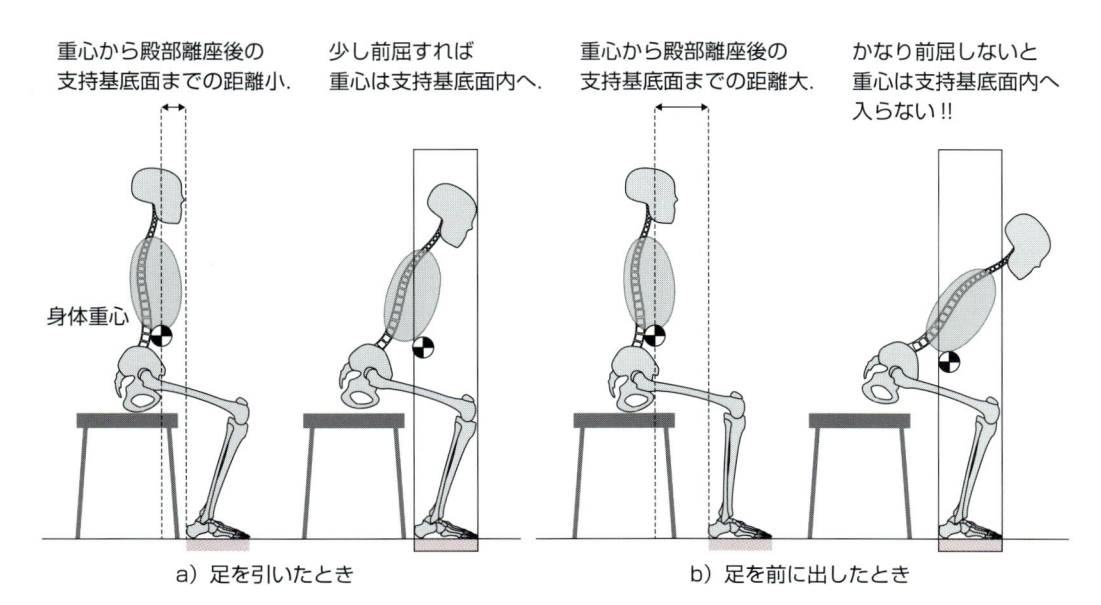

図Ⅲ-8　足を引いて立ち上がり，座りを行うことのメリット

1.6 動作速度の速い立ち上がり/座り

> **CHECK POINTS**
> ・速い立ち上がり/座りの重心と支持基底面
> ・速度の違いと動作戦略の関係
> ・高齢者が選ぶ動作戦略

　足を後方に引いた立ち上がり/座りでは，動作時に常に支持基底面に重心が入っていないと動作が行えないというイメージがあるが，実際はそうではない．図Ⅲ-9のように**立ち上がり動作の速度が速くなる**と，殿部離座時に床反力ベクトルは後方に大きく傾いて身体には急激なブレーキがかかる．しかし，このときにはまだ殿部離座前につけた大きな前方への重心の速度が完全に打ち消されていないため，**ブレーキがかかりながらも重心は前方移動**を続ける．

　このように殿部離座前に前方に勢いをつけ，その勢いを利用した立ち上がり方を**推進力戦略**とよぶ．推進力戦略では，殿部離座時に身体重心が足部の支持基底面から後方に外れていても，残された前方向への重心速度で立ち上がることができる．一方，足を後方に引いて支持基底面に重心をしっかりと入れるような立ち上がり方は，**安定戦略**とよばれている．

　座り動作では，支持基底面から身体重心を外して身体を落下させるようにすれば速く座ることができる．しかし，このような座り方をしてしまうと動作速度が大きくなるため，着座時に殿部は大きな反力を受けてしまう．この力が大きいと高齢者は尾てい骨や腰椎の圧迫骨折を起こしてしまう．

　このように身体機能が低下した高齢者や障害者では動作速度を速くすることができないため，立ち上がりでも，座りでも支持基底面の近くまで身体重心を移動させるような動作をせざるを得ないのである．

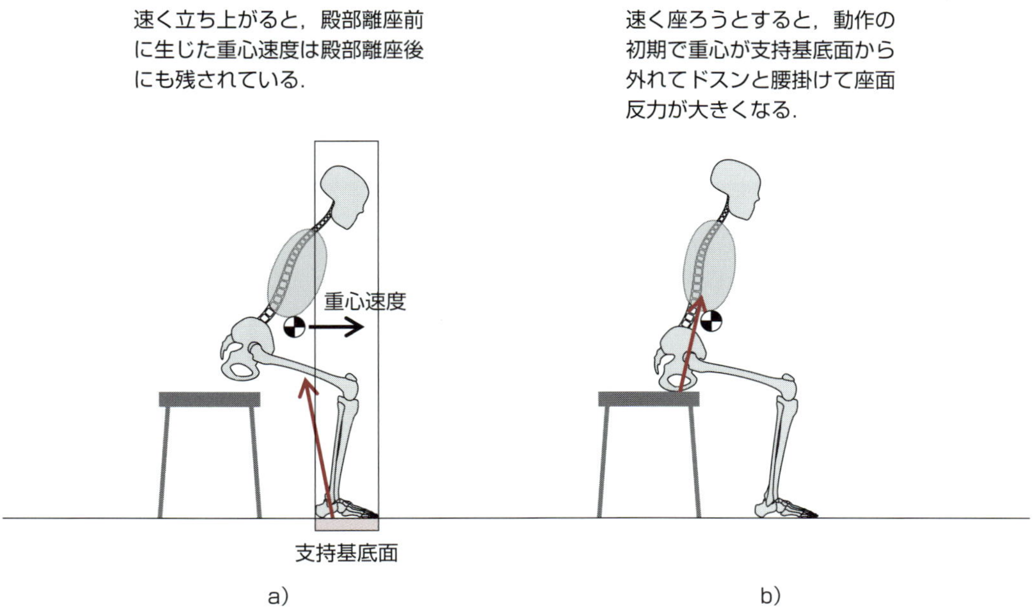

1 一般的な立ち上がり/座り　63

速く立ち上がると，殿部離座前に生じた重心速度は殿部離座後にも残されている．

重心速度

支持基底面

a)

速く座ろうとすると，動作の初期で重心が支持基底面から外れてドスンと腰掛けて座面反力が大きくなる．

b)

図Ⅲ-9　速い立ち上がりと座りの特徴

1.7 座面の高さが違う椅子からの立ち上がり/座り

> **CHECK POINTS**
> ・座面が高くなると立ち上がり/座りがしやすくなる理由
> ・座面の高さの違いと下肢関節角度の関係
> ・座面の高さの違いと身体重心の前後，上下移動の関係

椅子の高さの違いは重心の上下方向への移動だけでなく，前後方向への移動にも関与してくる．立ち上がり動作は，殿部が座面から離れる前に体幹を前傾させて重心を前に移動してから，上方に持ち上げるという動作である．また，座り動作は，体幹を前傾させながら重心を下方に降ろしてから重心を後方に移動させる動作である．

重心の持ち上げでは股関節と膝関節の**求心性の伸展モーメント**が必要となり，重心を降ろすときには**遠心性の伸展モーメント**が必要となる．図Ⅲ-10のように椅子が高くなると**着座時の股関節と膝関節の屈曲角度が小さくなる**ため，足部の位置は自然と座面に近くなる．これにより重心の前後移動も少なくなり，体幹の前屈角度が小さくなる．また，重心を持ち上げる距離と降ろす距離はともに短くなり，重心を上下方向に移動させるのに必要な股関節と膝関節の伸展モーメントも少なくて済む．

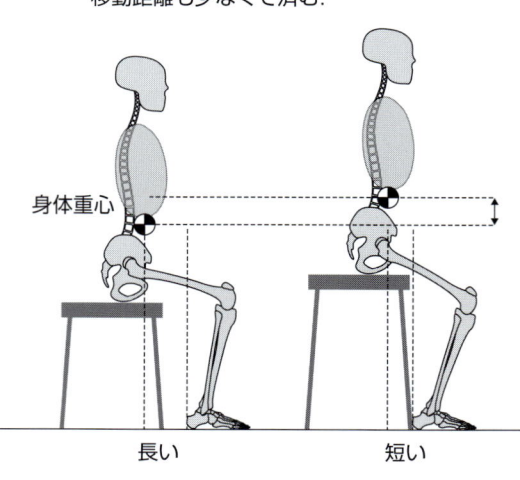

図Ⅲ-10 高い椅子から立ち上がり/座りを行うことのメリット

1.8 腿に手をついた立ち上がり/座り

> **CHECK POINTS**
> ・腿に手をつくと立ち上がり/座りがしやすくなる理由
> ・腿に手をついた立ち上がりと体幹の前屈角度
> ・腿に手をついた立ち上がりと下肢関節負担

　高齢者がしばしば腿の上に手をついて立ち上がる/座るのを目にする．**腿に手をつくことによる立ち上がり動作への効果**は，立ち上がり動作時に**手の反力**を使えることにあるが，これをもう少し詳しく解説してみたい．

　図Ⅲ-11 に示すように，腿に手をつくと体幹を大きく屈曲することができる．通常の立ち上がり/座りでは，骨盤，体幹を大きく前傾もしくは屈曲すると，前に倒れすぎないようにブレーキの役割をする**遠心性の股関節と腰部の伸展モーメント**と，その後に体幹を引き起こす**求心性の股関節と腰部の伸展モーメント**が必要となる．

　しかし，このときに腿に手をついていると，**手の反力を使って体幹を引き起こす力をサポート**することができる．このときに生じる手の反力は，手が腿を押す力の反作用として生じる．また，体幹を大きく屈曲することで身体重心の位置を膝関節に近づけることができるので，膝関節の負担も軽減することができる．

　ただし腿を強く押してしまうと，股関節と腰部が発揮する力は軽減できるが，腿を押す力によって膝関節と足関節にかかる負荷が大きくなる場合があるため，注意が必要である．

手を腿につくと，体幹を前屈できるので膝関節伸展モーメントが小さくなる．
体幹を前屈しても，手が膝を押す力で腰部と股関節伸展モーメントが大きくならない．

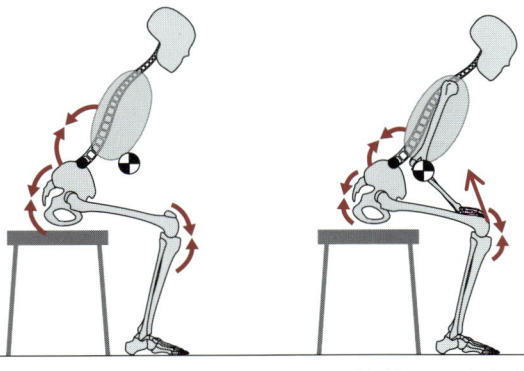

　　　手を腿につかないとき　　　手を腿についたとき

図Ⅲ-11　手を腿について立ち上がり/座りを行うことのメリット

1.9 ずっこけ姿勢のまま立ち上がる

> **CHECK POINTS**
> ・ずっこけ姿勢で立ち上がりにくい理由
> ・ずっこけ姿勢と立ち上がりの身体重心移動
> ・ずっこけ姿勢の立ち上がりの下肢負担

　図Ⅲ-12のように，高齢者が骨盤を後ろに傾けて背中を丸めたままのずっこけ姿勢で立ち上がろうとして，立ち上がることができない場面をみかける．

　健常若年者の立ち上がりでは，股関節を中心として骨盤と体幹を一緒に前に傾け，重心を前方に移動させて立ち上がりを行う．このとき骨盤が後ろに傾いたままだと，骨盤が後ろに残ったまま体幹を前に傾かせることが必要になる．骨盤が前に傾かないと股関節を伸展させる筋が十分に働かなくなり，膝関節に大きく頼った状態で重心を上方に持ち上げる必要が出てきてしまう．

　また，骨盤が後ろに傾いた状態で体幹を前傾させると，骨盤と体幹が一緒に前に傾いたときと比べて**身体重心位置**を前方に動かすことができない．そのため，骨盤が後ろに傾いた状態では足部の**支持基底面**まで重心を移動させることができず，立ち上がり動作は非常に困難になる．

骨盤が後傾して背中が丸まったずっこけ姿勢で立ち上がろうとすると身体重心が前にいかず，立ち上がりづらくなる．
身体重心が膝から離れて膝関節の負担が増える．

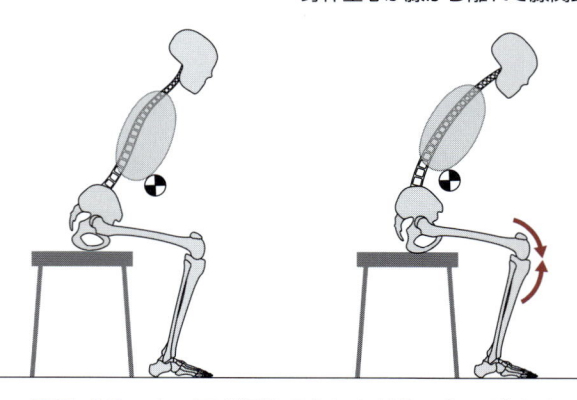

図Ⅲ-12　ずっこけ姿勢で立ち上がることのデメリット

1.10 床からの立ち上がり，浴槽内からの立ち上がり

> **CHECK POINTS**
> ・床からの立ち上がりの重心と支持基底面
> ・床からの立ち上がりにおける手の位置

　床からの立ち上がり動作のバリエーションは多くあり，座り動作のバリエーションはさらに増えるため，今回は床からの動作は立ち上がりに限定して説明する．
　図Ⅲ-13のように若年者であれば，膝を曲げた一般に体育座りという姿勢を経由して立ち上がりを行う．そこから体を横に傾け，片手をついて立ち上がりを行うというのが，一般的な床からの立ち上がり動作となる．立ち上がる際に，殿部と足部で構成される**支持基底面**を足部のみの支持基底面に即座に移行させるほうが効率はよい．しかし，体育座りの姿勢からは体幹を大きく前屈し，重心を前方に移動させることは困難になる．このため**手を体の横について，いったん支持基底面を広げて手が床を押す力を利用して立ち上がりを行う**．このときに手を前方についてしまうと，支持基底面が広げられず，手の力も利用できなくなるため，立ち上がりができない．手を後方につくと支持基底面は後方に大きく広がるが，重心位置も後ろに下がってしまうため，重心を足部まで移動させる距離が伸びてしまい，立ち上がりが難しくなる．手を股関節の横あたりにつくと，支持基底面も広がり，手が床を押す力も使いやすくなるため，楽に立ち上がることができる．
　これと似た動作として**浴槽内からの立ち上がり**が挙げられる．浴槽内では立ち上がり動作時に身体を横に傾けるスペースがないため，手を浴槽の底について立ち上がるのが難しくなる．このときはバスタブを掴むなどして，上肢の力を利用することになる．また，浴槽内では水の浮力が身体に作用しているので，重心を持ち上げるときに通常の床からの立ち上がりよりは楽に立ち上がりを行うことができる．ただし，下肢筋力が低下している高齢者では浮力があっても浴槽から立ち上がることが難しく，浴槽内で溺れてしまう事故も発生しているため，注意が必要である．

狭い浴槽では身体を横に傾け難い．

いったん身体を横に傾けて手をつく．

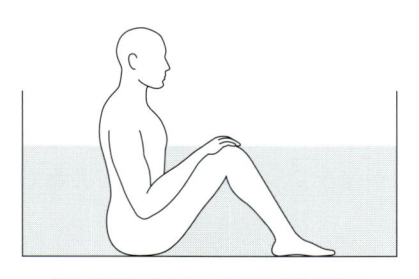

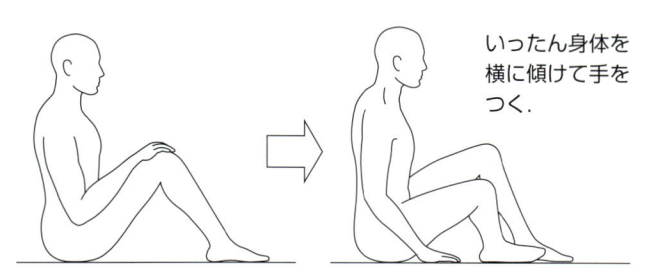

図Ⅲ-13　床や浴槽からの立ち上がり

2 福祉用具を用いた立ち上がり/座り

2.1 手すりの効果

> **CHECK POINTS**
> ・手すりを使うと立ち上がり/座りが楽になる理由
> ・手すり反力と下肢床反力
> ・手すりの取り付け位置と下肢負担の関係
> ・手すりの使い方と下肢負担の関係

　立ち上がり/座り動作時に，手すりを使用すると楽に動作を行うことができる．通常の立ち上がり/座り動作では，体幹前屈による重心の前後移動と膝関節，股関節による重心の上下移動が必要となるが，手すりを使用することでこれらの役割を上肢にも担わせることができる．

　図Ⅲ-14に下肢にかかる床反力と，手すりから手が受ける反力のベクトルを示す．手すりから受ける力は手が手すりを引く力の反力である．立ち上がり/座り動作ともに，縦型手すり使用時には手の反力の矢印が上向きに大きくなる．この矢印の大きさが上向きに大きくなればなるほど下肢にかかる力が小さくなるので，膝や股関節にかかる力を軽減することができる．すなわち縦型手すり使用時の上肢の力は，重心の上下方向の移動に寄与していると言い換えることができる．

　住環境のテキストなどで縦型手すりを前方に取り付けると立ち上がりやすくなると記載されている．何故かといえば前方縦型手すり使用時には手の反力の矢印が前向きに大きくなるためである．この前向きの矢印が，体幹前屈角度を増加させ足部に重心を移動させやすくする．すなわち前方縦型手すりは体幹の前屈を即通し，重心の前方移動に寄与していると言い換えることができる．

　しかし，縦型手すりを前方につけると，近くにつけた場合に比べて，手すりにかかる力の矢印を上向きに大きくすることができず，下肢にかかる力を小さくすることができない．すなわち下肢にかかる力を軽減できないということになる．

　一方，座り動作では，前方向の力よりも上方向の力を発揮させることが重要となるため，縦型手すりを前方につけてしまうと，座り動作時の下肢負担軽減には寄与し難くなる．加えて，立ち上がりと座りの両方で手すりを後方に引っ張って立つと，重心が後方に残ったままの姿勢になる．これにより下肢にかかる反力のベクトルが大きく後方に傾き，膝関節から離れて，特に膝関節の負担が大きくなりやすい．また，前方縦型手すりを身体の近くにつけても手で手すりを後方に強く引っ張って立つと，これと同じ現象が起きてしまうため注意が必要である．

2 福祉用具を用いた立ち上がり/座り   69

前方縦型手すりでは前方向の反力を発揮できるが,下肢にかかる床反力は軽減できない.
手すりを強く引くと膝関節のモーメントが大きくなる.

| 縦型手すりからの反力 | 前方縦型手すりからの反力 |

下肢にかかる床反力　　下肢にかかる床反力　　下肢にかかる床反力

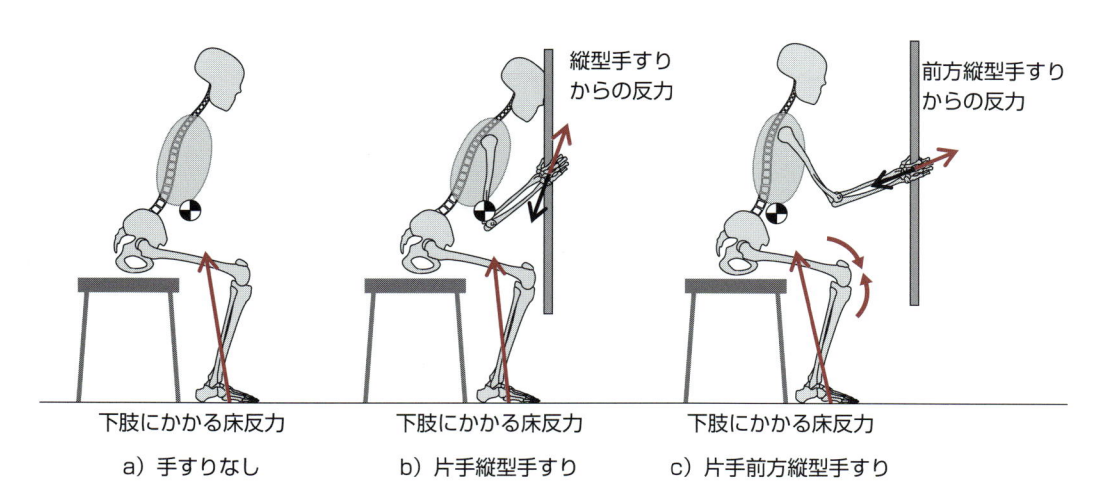

a) 手すりなし　　b) 片手縦型手すり　　c) 片手前方縦型手すり

図Ⅲ-14　手すりの有無,使い方による下肢にかかる負担

2.2 横手すり,肘掛を使った立ち上がり/座り

> **CHECK POINTS**
> ・横手すり,肘掛の反力と下肢床反力
> ・横手すり,肘掛使用時に下肢負担が軽減できる理由

　図Ⅲ-15に示すように**両手肘掛**使用時では,両手で肘掛からの力の矢印を上向きに大きくすることができる.すなわち**下肢にかかる床反力を大きく減らす**ことができるため,股関節と膝関節にかかる力を軽減することができる.この場合は**体幹にかかる重力**を手で補うことができるので,腿に手をついた立ち上がりと同じように**腰部や股関節伸展モーメント**で体幹を引き起こす力をサポートし,重心を上方へ持ち上げる役割を代償する.しかし,肘掛は身体の真横か後方で把持する必要があるため,**重心の前方移動には大きくは寄与しない**.

　いずれの手すりを使用した場合でも,上肢による把持点が増えることで,身体バランスの安定にも寄与する.すなわち殿部が座面から離れている時期の足関節によるバランス調節を上肢によって補うことができる.上記のような手すり取り付け位置や形状,使用方法が立ち上がり/座り動作に与える影響を踏まえて,手すりの設置はより慎重に行われる必要がある.

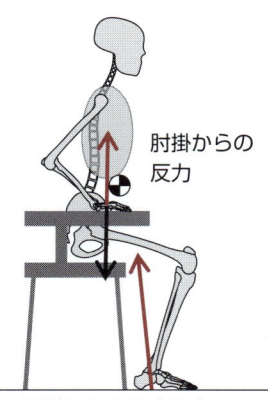

図Ⅲ-15　肘掛を押して立ち上がるメリット

2.3 昇降機能付き椅子

> **CHECK POINTS**
> ・椅子の昇降機能と立ち上がり
> ・椅子の昇降機能と下肢関節負担

　立ち上がり/座りを助ける福祉用具として，**昇降機付きの椅子**がある（図Ⅲ-16）．前述したように立ち上がり/座り動作時に座面を高くした状態で立ち上がることができれば，身体重心の前後上下の移動が少なくて済むため，腰部や下肢関節モーメントを小さくすることができる．

　このときの下肢にかかる**関節モーメント**だけでなく，モーターによって発生する機械的な**エネルギー**が重心を上や下に運ぶ下肢関節の筋によるエネルギーの負担も軽減する．また立ち上がりや座りでは，電動式介護用ベッドにも昇降機能が備えられているため，ベッドを高くしてから立ち上がりや座りを行うことで，昇降機能付き椅子の代わりになる．

　最近の昇降機能付きの椅子は座面がただ高くなるだけでなく，前方向に傾くものが市販されている．これは座面が前方に傾くことで，骨盤と体幹を前に傾ける動作を促し，重心の上下方向の移動だけでなく前方向への移動をサポートする機能となる．このような機能を用いることで，体幹の前屈角度を少なくして腰部や股関節伸展モーメントを軽減するとともに，殿部離座の際の膝関節の負担も軽減することができる．

　ただし座面が前方に傾く椅子の場合，骨盤と体幹の前傾により殿部から下肢に移動した荷重を自らの下肢によって支える必要がある．よって，下肢機能が低いものは前方に転倒する危険性もあるため使用には注意が必要である．

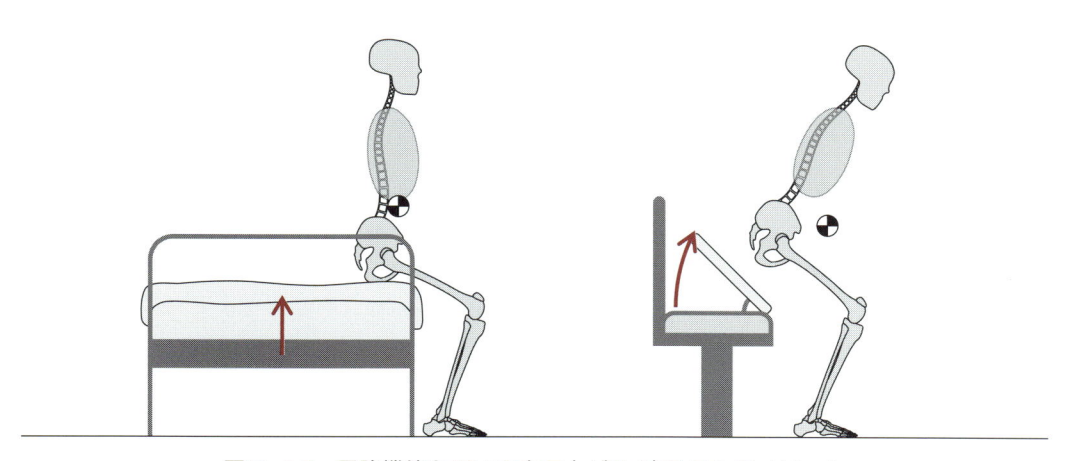

図Ⅲ-16　昇降機能を用いて立ち上がる/座ることのメリット

3 立ち上がり/座りの介助

3.1 体幹前傾が少ない者の立ち上がり動作の介助

> **CHECK POINTS**
> ・殿部離座が困難な高齢者の座位姿勢と動作
> ・ずっこけ姿勢の高齢者に対する立ち上がりの介助
> ・ずっこけ姿勢の高齢者に対する立ち上がりの練習

　高齢者が立ち上がり動作を行う場合，下肢の筋力は十分で，立位が可能であるにもかかわらず，殿部が椅子から離れず立ち上がれないという場面を目にする．これは，立ち上がり動作の開始である体幹の前傾が不足している場合によく見られる現象である．

　立ち上がりの開始では「Ⅲ 1.2 立ち上がりのバイオメカニクス」(→ 56 頁) で示したように，**股関節屈曲筋の求心性収縮により，股関節屈曲モーメントが発揮される**ことで，骨盤と体幹の前傾が起こり，重心が前方へ移動する．骨盤と体幹の前傾が不足していると，重心の前方移動が少なくなり，足部で構成される基底面へ重心を移動することができず，**殿部離座**が困難となる．

　図Ⅲ-17 に示すように，殿部を離座させることが困難な高齢者の座位姿勢をよく観察すると，骨盤を後傾させ体幹を丸めたずっこけ姿勢であることが多い．体幹を前へ傾けるように指示した時，頭部と肩が前に出るだけで，骨盤と体幹の下部は後方へ取り残されていると，重心は前方へ移動しない．**重心を前方へ移動させるためには，体幹はまっすぐにしたまま，骨盤ごと前に傾けることが重要である**．

　この動作方法を高齢者に説明する場合は，「**体を一度まっすぐにして，おなかを前に突き出すようにして立ちましょう**」と説明するのがよい．図Ⅲ-18 に示すように介助をする場合には，
　①対象者である高齢者の横に座り，体が丸まらないように片手を胸の前方に添える．
　②反対側の前腕で対象者の骨盤の上方を前方へ押し出すように介助すると，重心が前方へ移動しやすい．

　介助をする対象者が重心を前方へ移動させることに恐怖心を感じる場合は，図Ⅲ-19 に示すように，
　①前方に置いたポールなどに上肢を乗せ，体をまっすぐに保つ．
　②肘を伸ばしたままポールを前方へ倒し，重心を前方へ移動させる．
　練習を何度か行うと恐怖心が軽減することが多い．

　このような高齢者に，前にある縦型手すりなどを使って練習させると，上肢で手すりを引いて骨盤と体幹が後傾したまま立ち上がってしまう．その場合は肘掛や座面に手を置いて，骨盤と体幹の前傾を促しながら練習させるとよい．

3 立ち上がり/座りの介助　73

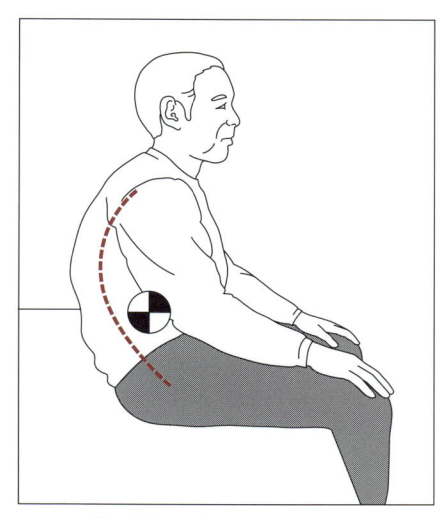

骨盤が後傾し背中が丸まっている．　　　　　　身体を前に倒しても背中が丸くなるだけで
　　　　　　　　　　　　　　　　　　　　　　重心の前方移動が起こらない．

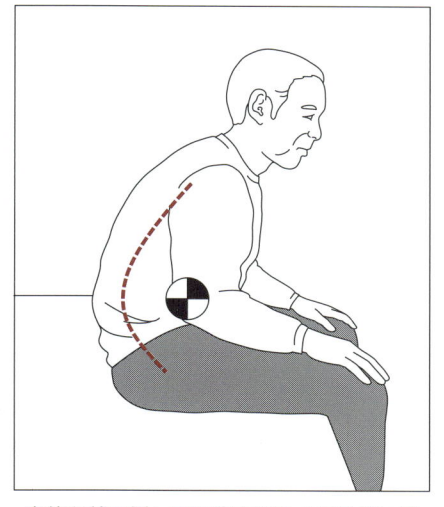

図Ⅲ-17　ずっこけ姿勢の高齢者の姿勢

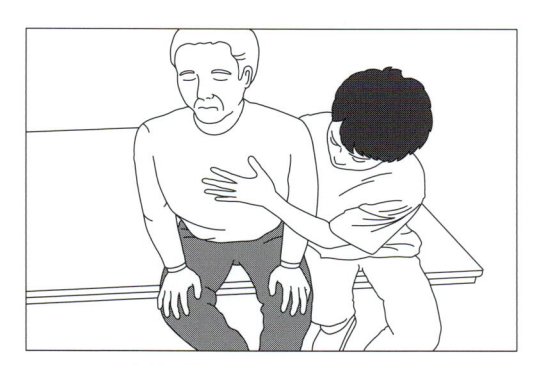

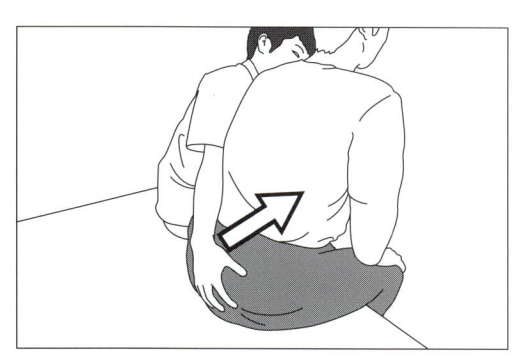

身体が丸まらないように片手を　　　　　　　骨盤の上方を介助者の前腕で前方へ
胸の前方に添える．　　　　　　　　　　　　押し出すように介助する．

図Ⅲ-18　体幹前傾の誘導方法

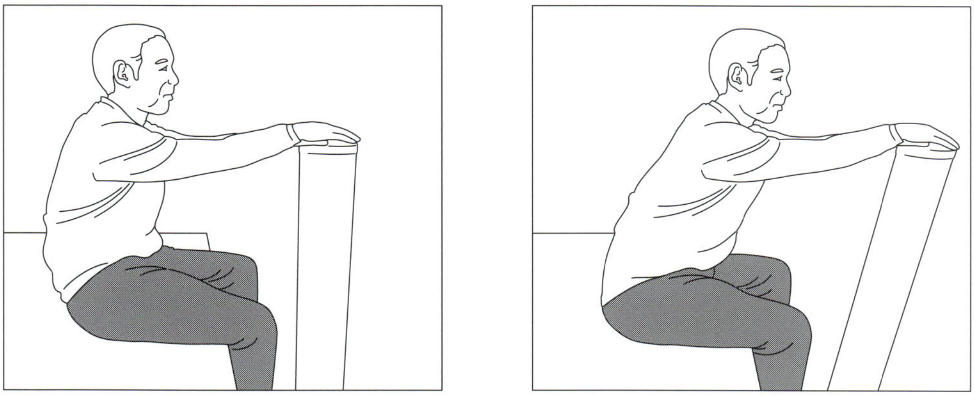

ポールの高さは肩の高さ程度であると　　　　肘を伸ばしたままポールを前方へ倒す．
体幹が丸まりにくい．

図Ⅲ-19　骨盤と体幹前傾の練習方法

3.2 体幹が不安定で両下肢の筋力が不足している者の立ち上がり動作の介助①

> **CHECK POINTS**
> ・重心前方移動期の介助方法
> ・体幹前傾のブレーキのかけかた
> ・介助者の腕の使い方と手の挿入方法

　両下肢や体幹の麻痺がある脊髄損傷者や，意識レベルが低い対象者に対して，立ち上がり動作の介助を行う場合は，<u>過度の体幹の前傾，膝折れを防ぐことが，安全に介助動作を行うコツ</u>となる．

　体幹が不安定な場合，軽く肩を前方へ押し出せば，体幹が前方へ傾く．健常者の立ち上がり動作では，急激な体幹の前方移動により前方へ倒れないように，「Ⅲ 1.2 立ち上がりのバイオメカニクス」（→56頁）で示したとおり，<u>股関節の伸展筋群が遠心性収縮することにより，股関節伸展モーメントが作用して後ろからブレーキをかける</u>．

　しかし，両下肢や体幹の麻痺がある場合や，意識レベルが低く自分で筋肉の収縮ができない対象者は，股関節伸展筋群の遠心性収縮が生じず，前方へ倒れてしまう．このような対象者に対して介助をする場合は，**図Ⅲ-20**に示すように，

①対象者の前方に立ち，対象者の両脇を前腕で挟み込み骨盤を両手で包む．
②対象者の体幹前傾を促し，かつブレーキをかける．

　このとき，対象者に対して上から手を差し入れてしまうと，**図Ⅲ-21**に示すように対象者と体がくっつきすぎて体幹位置の調整が困難となるため，対象者の体幹に対して斜め上から手を差し入れる．

3 立ち上がり/座りの介助

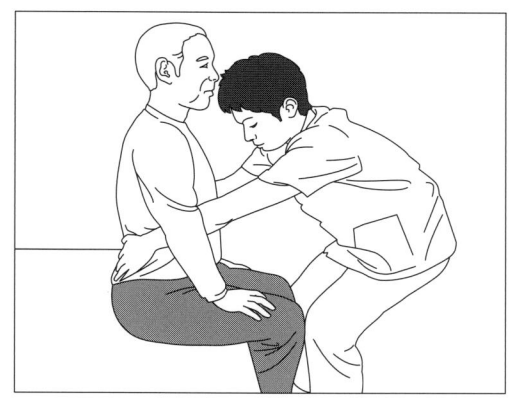

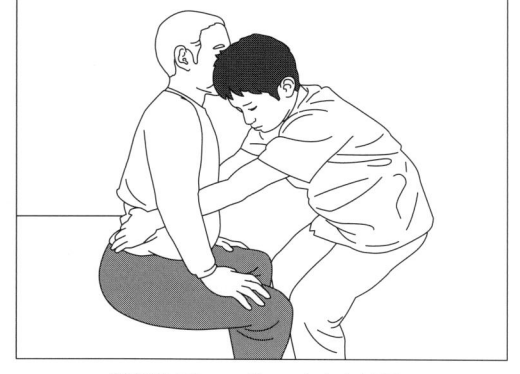

対象者の両脇を前腕で挟み込む．　　　　　　　前傾を促し，ブレーキをかける．

図Ⅲ-20　重心前方移動の介助方法

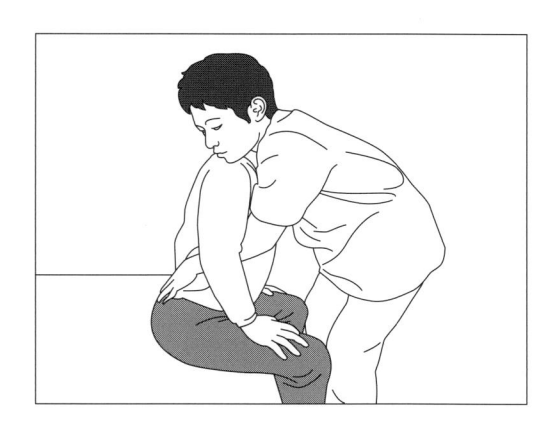

図Ⅲ-21　対象者と近づきすぎると体幹の前傾が起こりにくい

3.3 体幹が不安定で両下肢の筋力が不足している者の立ち上がり動作の介助②

> **CHECK POINTS**
> ・重心上方移動期の介助方法
> ・殿部離座から立位を意識した手，足部，膝の位置

　健常者の立ち上がり動作では，体幹を前傾させ，重心を前方の足部基底面に移動させると殿部離床が起こり，重心の上方移動がはじまる．このとき，股関節と膝関節の伸展筋群が求心性収縮することにより，体幹，股関節，膝関節が徐々に伸展し，重心が上方へ移動して立位となる．

　両下肢に麻痺がある対象者や，意識レベルが低い対象者の場合は，股関節と膝関節の伸展筋群の収縮が困難となり，重心の上方移動ができない．そのため，膝関節の伸展筋群の補助を介助者の膝，股関節の伸展筋群の補助を介助者の両手を用いて行う．

　介助者は，対象者の前方に立ち，体幹位置の調整のため対象者の両脇を前腕で挟みこみ，骨盤を両手で包みこむ（図Ⅲ-22）．ズボンの上方を持つとズボンがずれて股関節伸展の介助が難しくなるため，避けたほうがよい．

　立位をとるとき，重心位置は足関節中心よりも前方へ位置するため，最終的な立位姿勢を想定して，図Ⅲ-23に示すように介助者の足の位置は，対象者の足部よりも少し前方にし，対象者の両足部よりも外側におく．これは左右方向へ動揺したとき，転倒を防ぐためである．

　介助者の膝は，図Ⅲ-24に示すように，前外側から対象者の膝の外側にあて，膝関節中心が前方へ移動して膝折れが起こるのを防ぐ．座位から体幹を前傾するときには，前方移動を防ぐ目的で膝を軽くあてておき，膝関節，股関節が伸展する際には膝関節中心の前方移動を止める．対象者の膝関節を後方へ押し込むと，立位姿勢においての重心位置が後方になってしまうため注意する．

3 立ち上がり/座りの介助   77

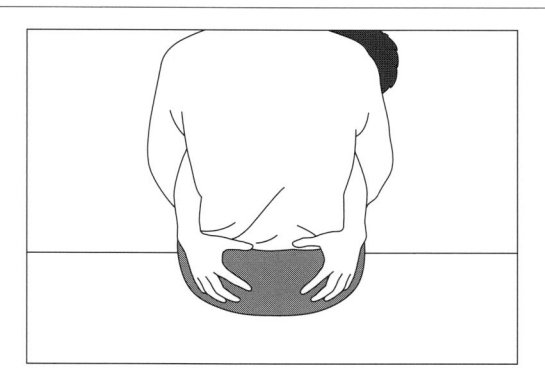

図Ⅲ-22　介助者の手の位置

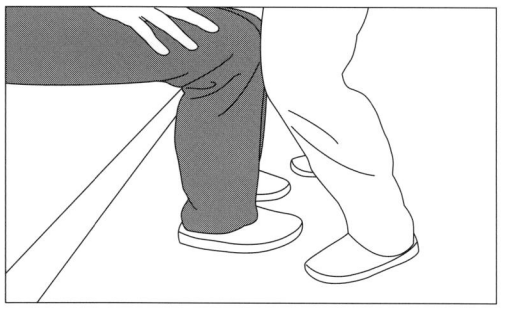

立位になることを想定し，対象者の足部よりも前方，外側へ位置させる．

図Ⅲ-23　介助者の足部の位置

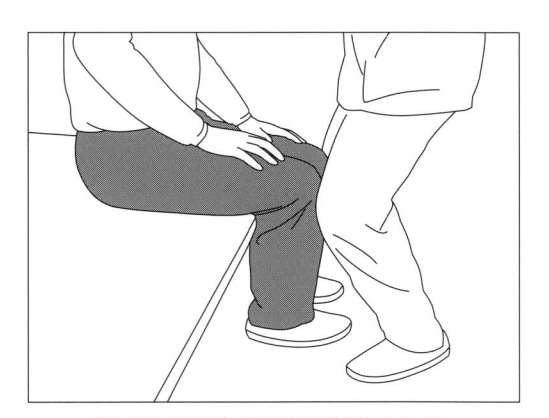

前外側から対象者の膝の外側にあてる．

図Ⅲ-24　介助者の膝の位置

3.4 体幹が不安定で両下肢の筋力が不足している者の立ち上がり動作の介助③

CHECK POINTS
・立ち上がり動作一連の介助
・前方移動から上方移動介助への移行
・対象者の上肢の位置

　立ち上がり動作の際には，まず重心の前方移動をして，足部基底面内に重心を移動してから，上方への重心移動が起こることを念頭におき，**介助者は体幹の前傾にブレーキをかけ，殿部離床を促す**．
　このとき，図Ⅲ-25a）に示すように，
①介助者は対象者の膝関節中心が前方へ移動しすぎないように注意しながら，
②介助者自身の体幹を正中位に保ったまま膝関節を屈曲させる．
　次に図Ⅲ-25b）に示すように，
③十分に重心位置が前方へ移動した後，
④介助者自身の膝関節を伸展しながら手を手前へ引き，
⑤対象者の膝関節伸展と股関節伸展，体幹の伸展を促し，
⑥骨盤を上方移動させる．
　対象者の両上肢が使える場合，図Ⅲ-26に示すように**介助者の首に手をまわして介助をする場面**がよく見られるが，対象者と介助者の身体位置が近くなり，重心の前方移動が困難となるため，**避けたほうがよい**．両上肢が使用できる対象者の場合は，介助者の前腕に手をまわしてもらう．意識レベルが低く，上肢が使用困難な場合には，介助者の肩に対象者のおでこをつけるようにするとよい．

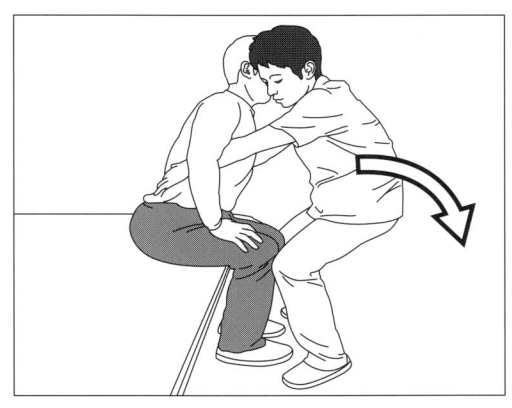

3 立ち上がり／座りの介助　79

介助者の体幹を正中位に保ったまま，膝関節を屈曲．　　　手を手前に引きながら，膝関節を伸展．

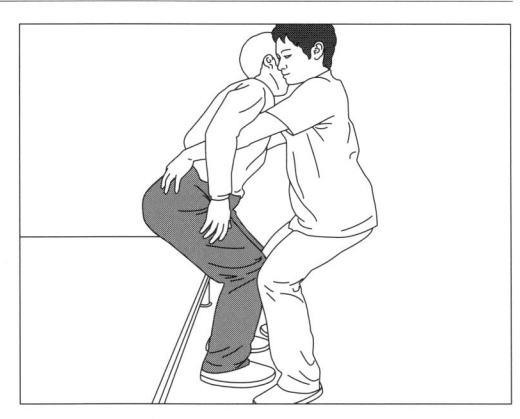

a) 重心前方移動期　　　　　　　　　　　　　　b) 重心上方移動期

図Ⅲ-25　立ち上がり動作の介助

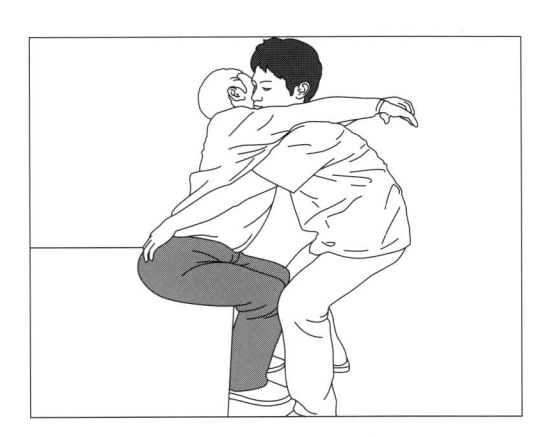

首に手をまわすと重心が前方移動しにくい．

図Ⅲ-26　避けたほうがよい介助動作

3.5 片麻痺者の立ち上がり動作の介助①

CHECK POINTS
・片麻痺者に対する立ち上がり動作の介助姿勢
・片麻痺者に対する立ち上がり動作の介助方法

　身体の片側に麻痺がある脳血管障害後の片麻痺者などに対して立ち上がり動作の介助を行う場合は，その<u>重症度，目的</u>によって<u>介助方法を変える</u>必要がある．

　重症度が高く，下肢の随意的な収縮が全くできない対象者に対しては，「Ⅲ 3.2 体幹が不安定で両下肢の筋力が不足している者の立ち上がり動作の介助①」(→74頁) に示した両下肢に麻痺がある対象者の介助方法を，片側の下肢に応用する．介助者は，対象者の体幹の前傾を促し，かつブレーキをかけるため，対象者の両脇を前腕で挟み込むようにして骨盤を両手で包み込む．図Ⅲ-27 に示すように，<u>対象者の麻痺があるほうの膝を，介助者の両膝もしくは下腿部をあてるようにして，膝折れが起こるのを防ぐ</u>．

　図Ⅲ-28 に示すように，立ち上がり動作の際には，
　①重心の前方移動をするために，介助者の膝関節を屈曲させる
　②対象者の体幹の前傾を促した後にブレーキをかける
　③重心の上方移動をするためには，介助者自身の膝関節を伸展し手を手前に引く
　④対象者の膝関節伸展と股関節伸展，体幹の伸展を促す

　麻痺の重症度により，介助する際に出す力の大きさ，力を出すタイミングを変えて行う．麻痺が軽く，体幹の前傾による重心の前方移動のみが困難な場合には，「Ⅲ 3.1 体幹前傾が少ない者の立ち上がり動作の介助」(→72頁) に示した介助方法を参照して行うとよい．

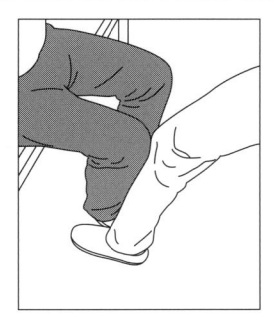

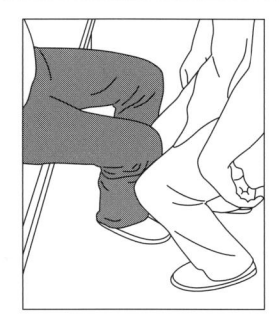

麻痺側の膝を介助者の下腿部で固定する，
もしくは介助者の両膝で固定する．

図Ⅲ-27　片麻痺者に対する介助姿勢　膝の固定方法

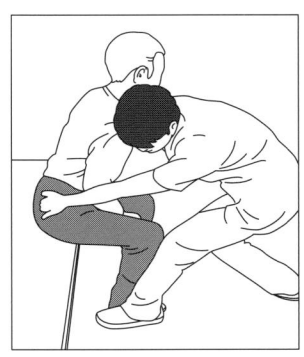

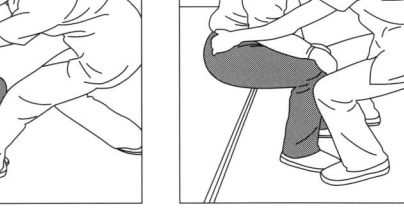

片側での固定　　　　　　　両側での固定

麻痺側の膝を介助者の下腿部もしくは両膝で固定し，前方へ
重心移動してから膝関節伸展，股関節伸展の介助を行う．

図Ⅲ-28　片麻痺者に対する介助動作

3.6 片麻痺者の立ち上がり動作の介助②

> **CHECK POINTS**
> ・目的に応じた介助方法の選択
> ・片麻痺者の動作練習での介助方法
> ・片麻痺者の生活場面での介助方法

　立ち上がり動作の目的が,「立ち上がりの練習の場合」と「日常生活場面での手助けの場合」では,その方法も異なる.

　片側に麻痺がある対象者は,図Ⅲ-29 に示すように,麻痺がない側（非麻痺側）に体重をかけ,麻痺側に体重をあまりかけずに,立ち上がりを行う傾向がある.

　麻痺側の筋萎縮を予防し,筋の随意的な収縮を促す目的で立ち上がり練習を行う場合は,**麻痺側に体重をかけて行う必要**がある.練習の介助を行う場合は,図Ⅲ-30 に示すように麻痺側に体重をかけるため,重心の前方移動時に体幹の非麻痺側への偏りがないようにまっすぐに誘導し,重心の上方移動時には介助量を最小限にして行う必要がある.

　一方,日常生活場面で手助けをする場合には,図Ⅲ-31 に示すように**重心の前方移動時に非麻痺側へ体幹を誘導**し,重心の上方移動時には介助量を多目にして介助する.基本的には,日常生活の場面でも,麻痺側へ体重を移動させ,偏りがない状態での立ち上がり動作を行うことにより,日常生活の場が訓練の場となることが期待される.しかし,体調が悪く立ち上がりができない場合,早急に立ち上がる必要がある場合など,対象者の負担が少ない立ち上がり動作の介助方法も知っておくべきである.

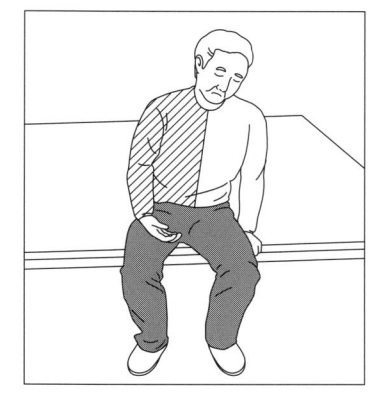

3 立ち上がり/座りの介助　83

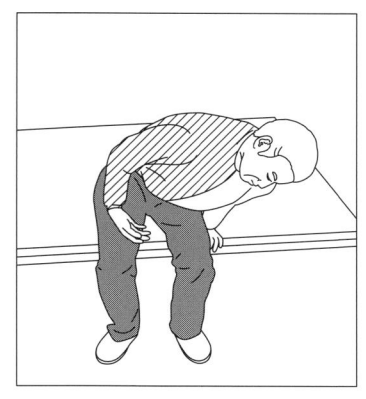

座位姿勢：非麻痺側に体重が偏位しやすい．　　立ち上がり動作：非麻痺側に体幹が傾く．

図Ⅲ-29　片麻痺者の姿勢と立ち上がり動作

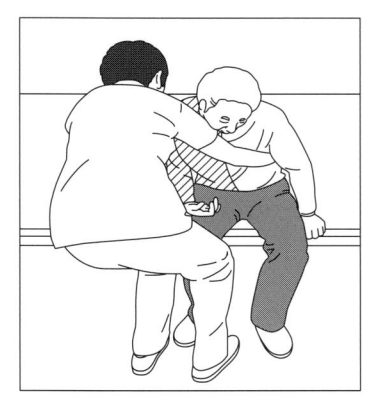

図Ⅲ-30　麻痺側へ体幹位置を誘導する立ち上がりの介助

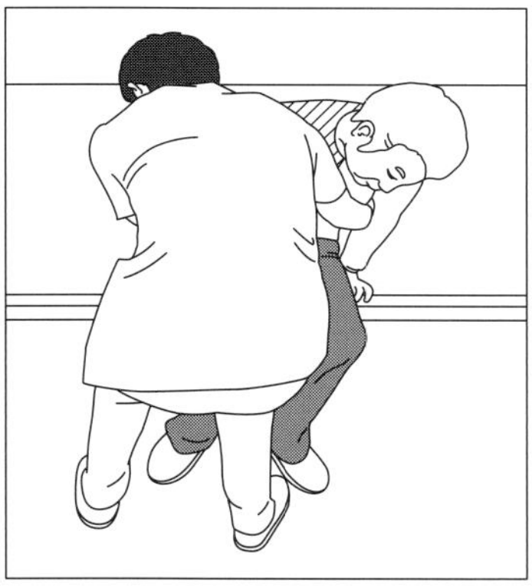

図Ⅲ-31　非麻痺側へ体幹位置を誘導する立ち上がりの介助

3.7 尻もちをつくように座ってしまう者の座り動作の介助

> **CHECK POINTS**
> ・膝関節への負担を軽減させた着座動作
> ・腰部への負担を軽減させた着座動作
> ・着座動作の介助方法

　座り動作は，立ち上がり動作と反対に**狭い支持基底面から広い支持基底面**に重心を移動させる動作である．「Ⅲ 1.3 座り動作のバイオメカニクス」（→58頁）に示すように，座り動作を開始してすぐに身体重心が足部の支持基底面から出てしまうと，座面にドスンと落下するように腰掛けることになるので危険である．そのため，座面に殿部が接触するまで，**股関節伸筋群，膝関節伸筋群を遠心性収縮**させ，十分に体幹，股関節，膝関節を屈曲させることにより，身体重心を足部の支持基底面に近づけた状態で着座する必要がある．

　下肢の筋力が低下した高齢者や，股関節や膝関節の屈曲制限や痛みがある対象者では，股関節と膝関節の伸筋群の十分な遠心性収縮ができず，膝関節が急激に屈曲して，ドスンと落下するように座ってしまう傾向がある．膝関節伸筋群の筋力低下が認められる対象者に対しては，図Ⅲ-32に示すように**体幹を前傾させることにより，重心を前方へ位置させ，床反力が膝関節中心の近くを通るように座ってもらう**と，膝関節における負担が小さくて済む．

　しかし，体幹を前傾させることにより，床反力が股関節中心から離れるため，腰部や股関節の負担が大きくなる．腰痛がある患者や股関節伸筋群の筋力低下が著明な対象者は，図Ⅲ-33に示すように**膝関節を前方へ移動して大きく屈曲させる**ことにより，足部基底面近くに身体重心を位置させたまま，股関節や体幹に負担をかけず着座動作を行うことができる．

　体幹が不安定で両下肢の筋力が不足している脊髄損傷者や意識レベルが低い対象者の着座動作の介助姿勢は，基本的には立ち上がり動作と同様でよい．動作方法に関しては，図Ⅲ-34に示すように，対象者に十分な膝関節屈曲と股関節屈曲が起こるよう，**介助者の膝関節をゆっくりかつ十分に屈曲させて介助を行う**．重心位置が足部基底面近くに位置したまま着座できるように，**介助者の足部位置は対象者から離しておくように意識する**のがよい．

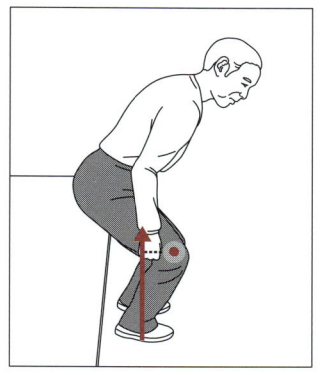

体幹を前傾させると膝関節の負担が軽減する.

図Ⅲ-32 膝関節への負担を軽減した着座動作

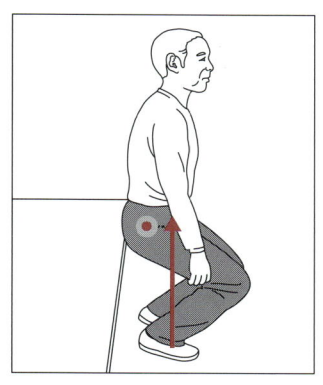

膝関節を前方へ移動して屈曲すると,腰部や股関節の負担が軽減する.

図Ⅲ-33 腰部への負担を軽減した着座動作

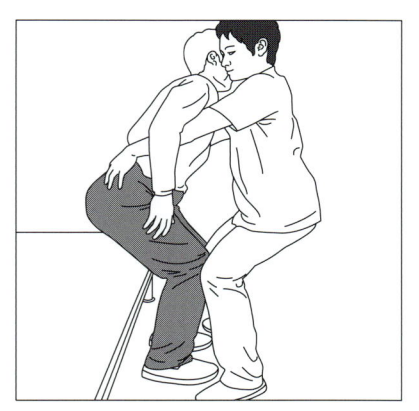

介助者の足部は対象者から離しておく.

図Ⅲ-34 着座動作の介助

IV
歩行

1 一般的な歩行

1.1 歩行中の重心の動きと基底面

CHECK POINTS
- 歩行中の重心高さの変化
- 歩行中の重心の左右動
- 重心移動と基底面の関係

　歩行は2本の足を交互に動かしながら前方に移動する繰り返し動作である．ある足が接地してから再び同じ足が接地するまでが**歩行1周期**であり，1周期中には両脚が接地している**両脚支持期**が2回と，片方の足だけが接地している**単脚支持期**が2回ある．歩行1周期の時間を100%とすると，通常の歩行では1回の単脚支持期が約40%，両脚支持期が約10%であり，両脚が接地している時間は短い．歩行速度が遅くなるほど両脚支持期が長く，単脚支持期が短くなる．

　健常者の歩行は**エネルギー消費**が少なく，きわめて効率のよい移動方法である．エネルギー消費を少なくしている理由の1つが**重心の動き**である．同じ距離を進むためには重心の動きが少ないほうが効率がよいと考えられるが，歩行中の重心の動きは非常に振幅の小さいなめらかな波形を示す．**図Ⅳ-1a**）に示すように重心は片脚支持期で高く，両脚支持期で低く，上下の差は2〜3 cmである．水平面での重心の動きは左右に動きながら前方移動するが，左右方向の振幅も2〜3 cmで非常に小さい．

　図Ⅳ-1b）に示すように**歩行中の基底面**を考えると，単脚支持期の基底面は接地している側の足底，両脚支持期では後足と前足を結ぶ狭い範囲である．通常の歩行では踵から接地してつま先で離地する．したがって，両脚支持期であっても両足の足底をすべて接地した状態ではなく，後足はつま先のみ，前足は踵での接地となるため，実際の基底面はさらに狭くなる．このことから，**歩行中の重心**は歩行1周期中のうちのわずかな期間を除いて，**基底面の外**にある．重心が基底面の外にあるということは，歩行中のほとんどの時期で**不安定な姿勢**であることを示し，動き続けることによって歩行が成り立っているということができる．

1 一般的な歩行　89

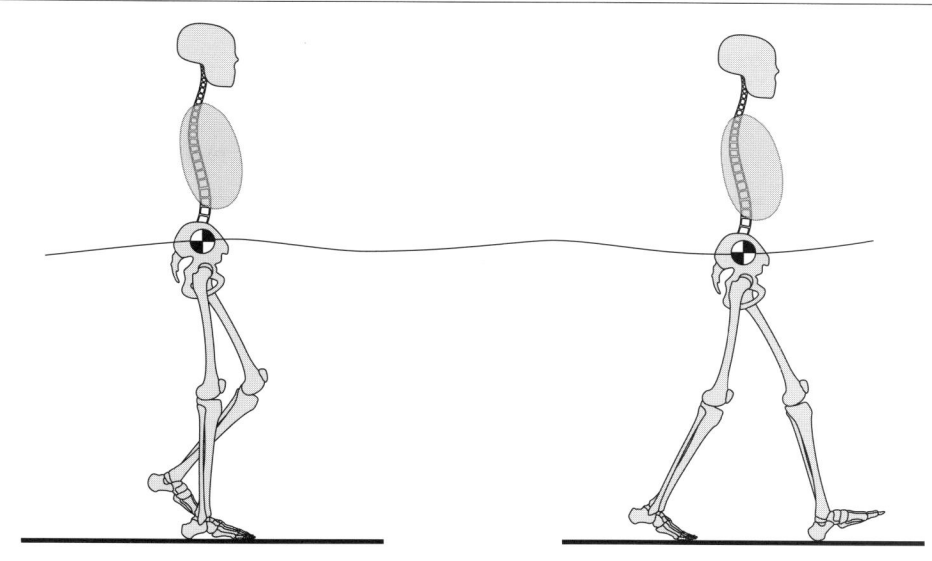

単脚支持期で重心の高さは高い．　　　　　両脚支持期で重心の高さは低い．

a）平地歩行における重心の上下動

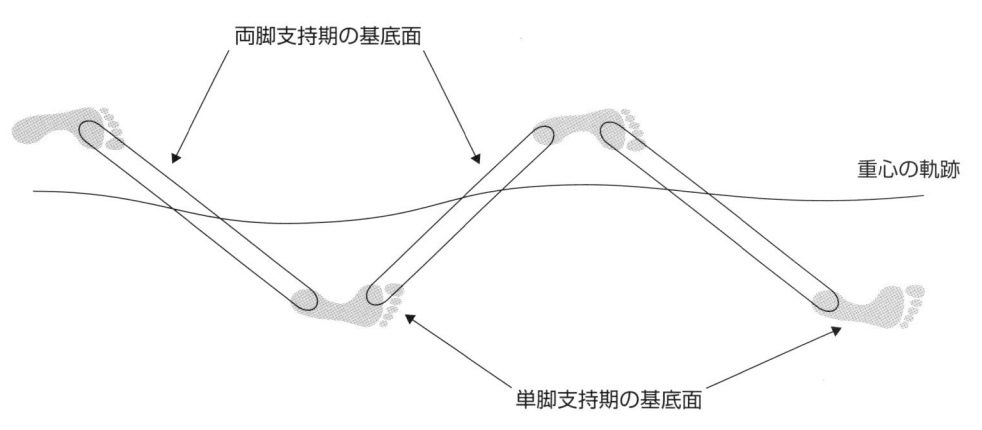

両脚支持期の基底面

重心の軌跡

単脚支持期の基底面

b）水平面内の重心の軌跡と基底面の関係

図Ⅳ-1　歩行中の重心と基底面

1.2 歩行中の床反力

> **CHECK POINTS**
> ・歩行中の床反力の傾き
> ・床反力によるアクセルとブレーキの作用
> ・床反力の傾きと筋活動

　歩行中の床反力を**図Ⅳ-2**に示す．**床反力ベクトル**の傾きに注目すると，単脚支持期にはほぼ真上を向き，両脚支持期に斜めに傾くことがわかる．**床反力は足が床を蹴る力の反力である**ため，床反力の傾きから足が床を蹴る力を知ることができる．単脚支持期には床反力がほぼ真上を向き，この時期の足は積極的に床を蹴っていない．両脚支持期には床反力が前後に傾き，後足が床を後方に蹴って前方向の床反力を受け，前足が床を前方に蹴りこんで後ろ向きの床反力を受けている．床反力は**重心の加速度**と密接に関係している．前向きの床反力は重心を前方に**加速**し，後ろ向きの床反力は重心の前方移動に**ブレーキ**をかける働きをする．このことから，通常の歩行は一歩ごとに**アクセル**と**ブレーキ**を繰り返していると考えることができる．アクセルが大きいと速度が速くなり，ブレーキが大きいと減速する．歩行速度の大きさにかかわらず一定速度で歩き続けるためには，アクセルとブレーキの両方が必要である．

　歩行中の筋活動を知るために床反力ベクトルと関節の位置関係をみると，床反力が常に重心のほうを向いて下肢の傾きとほぼ同じ方向であることがわかる．したがって，床反力が関節から遠く離れることはほとんどない．このことから，**平地歩行中の下肢関節には大きな筋活動が必要でない**ことがわかる．

床反力はつねに下肢にまとわりついている．

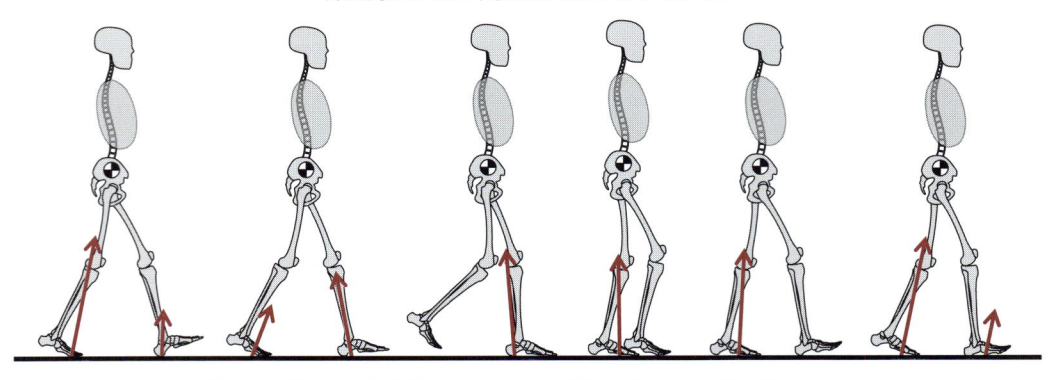

歩行中の床反力は，後ろ脚でアクセル，前脚でブレーキを繰り返している．
床反力ベクトルはほぼ重心の方向を向き，下肢の傾きに近い．

図Ⅳ-2　平地歩行中の床反力ベクトル

1.3 速度が遅い歩行

> **CHECK POINTS**
> ・速度が遅い歩行の両脚支持時間の増加
> ・速度が遅い歩行の重心の動き
> ・速度が遅い歩行の筋活動

　歩行は本来ダイナミックな動きであるが，**歩行速度が遅い場合には**1歩ごとに足を置く動きに近くなる．歩行速度が遅くなるにつれて，歩行1周期時間が長くなり，特に**両脚支持期の時間が延長**する（図IV-3）．歩行速度が遅くなっても，矢状面内の関節の動きには大きな違いはないが，**歩隔**が大きくなり身体が左右に大きく移動するようになる．したがって，図IV-4に示すように重心の左右方向の振幅が大きくなる．両脚支持期を長くして重心を左右の立脚上に近づけることによって，1周期を通じて重心が基底面上にある，あるいは重心を基底面の近くにおく時間を長くしていると考えられる．

　歩行速度が遅い場合でも重心の上下方向の振幅に大きな違いはないが，動きが遅い分，重心の加速度が減少するため，**床反力の変化が少なくなる**．歩行中の筋活動は床反力の大きさに影響されるため，速度が遅い歩行では，すべての関節において**関節モーメント**が小さくなる．

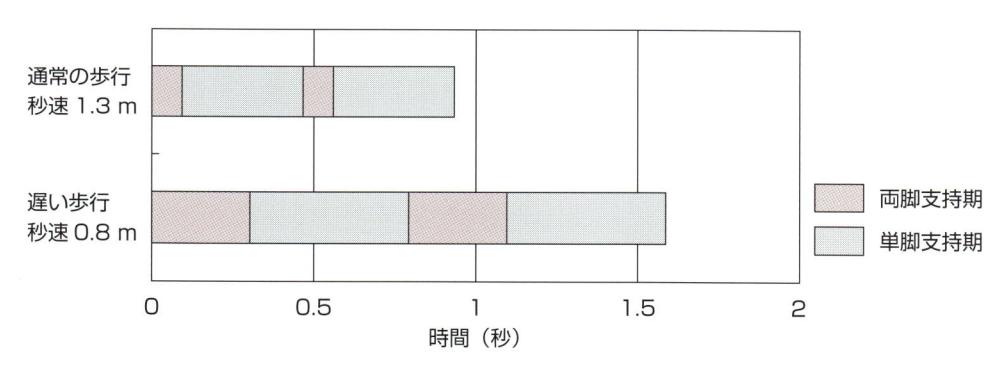

図IV-3　通常の歩行と遅い歩行の歩行1周期の長さ

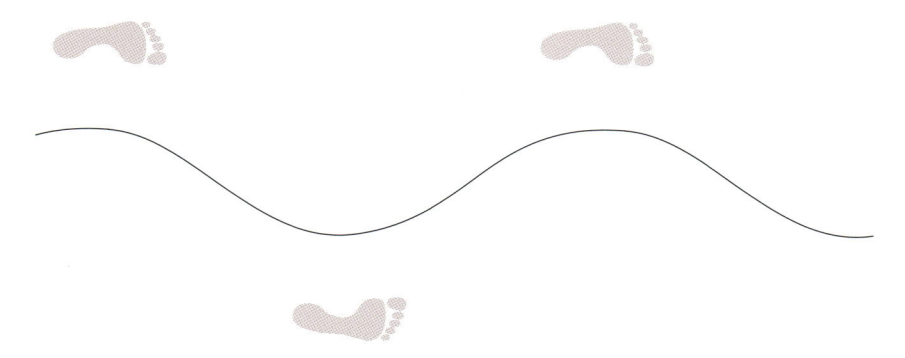

図IV-4　速度が遅い歩行（秒速0.8 m）の水平面内の重心の動き

1.4 歩行中のロッカー機能

> **CHECK POINTS**
> ・立脚期の3つのロッカー機能
> ・ロッカー機能と重心の動き

　健常者の歩行では重心がなめらかに移動するが，この動きを実現するために**立脚期のロッカー機能**と呼ばれる働きがある．ロッカーとはロッキングチェアのように回転する動きであり（図Ⅳ-5），図Ⅳ-6に示すように**健常歩行の立脚期には3つのロッカー機能がある**といわれている．

　立脚初期には踵を中心とした回転（**踵ロッカー**），立脚中期には足関節を中心とした回転（**足関節ロッカー**），立脚後期には前足部を中心とした回転（**前足部ロッカー**）が起こり，体全体が回転しながら前方に移動していく．回転中心は接地している足の後方から前方に徐々に移動していく．ロッカー機能は回転する動きであるため，重心は立脚初期で上昇し，立脚中期でもっとも高くなり，立脚後期で下降しながら前方に移動する．これらの動きは主に足関節まわりの筋活動によってコントロールされているが，ロッカー機能は単に下腿の動きではなく全身の動きであることに注意が必要である．

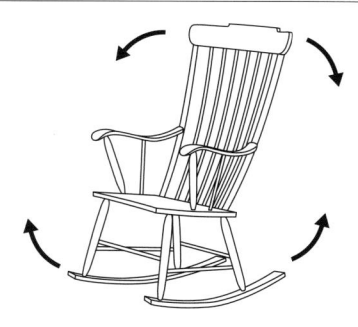

図Ⅳ-5　ロッキングチェア

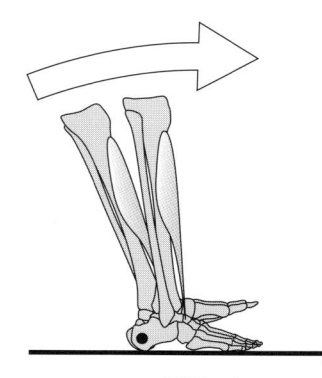

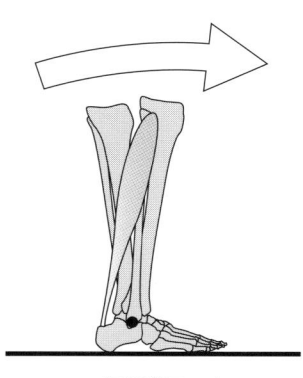

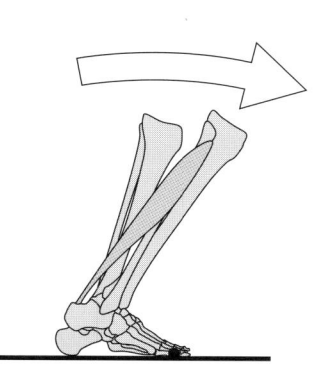

踵ロッカー　　　　　　足関節ロッカー　　　　　前足部ロッカー

図Ⅳ-6　立脚期の3つのロッカー機能

1.5 歩行中の関節モーメント① 足関節

CHECK POINTS
・立脚初期の足関節背屈モーメントの働き
・立脚中期・後期の足関節底屈モーメントの働き
・足関節モーメントと床反力作用点の関係

　矢状面内の屈伸に関係する筋の中で，平地歩行でもっとも大きく活動するのは足関節まわりの筋活動である．立脚期における床反力ベクトルと足関節の位置関係を図Ⅳ-7に示す．通常の歩行では，まず踵から接地して踵に発生する床反力が足関節の後方を通る．このとき足関節は底屈していくため，背屈筋群が遠心性収縮してつま先の接地にブレーキをかけている．立脚中期から後期にかけて床反力ベクトルは足関節の前を通るようになる．このとき足関節は背屈していくため，足関節底屈筋群が遠心性収縮して下腿が前方に倒れるのに対してブレーキをかけている．踵離れ以降，床反力は前足部から発生して大きな力となり，足関節は底屈していく．このときの活動は底屈筋群の求心性収縮である．

　歩行1周期を通じて，もっとも大きな筋活動は立脚後期の底屈筋群の活動である．従来，この力は「蹴りだし」といわれてきたが，十分な蹴り出しのためにはこの時期のみ大きな力で床を蹴ればよいというわけではない．このときの大きな底屈筋の活動を引き出すためには，それ以前の立脚中期において，床反力作用点（COP）を前足部まで移動するだけの底屈筋群の遠心性収縮が必要である．底屈筋群の十分な活動があることによって，踵離れ以後に前足部で体全体を支えながら逆側の下肢を前に振り出すことができ，結果として十分な歩幅をとることができる．足関節底屈筋の筋力が低下した場合には，立脚中期にCOPを十分に前方に移動させることができず，結果として歩幅が小さくなる（図Ⅳ-8）.

1 一般的な歩行　95

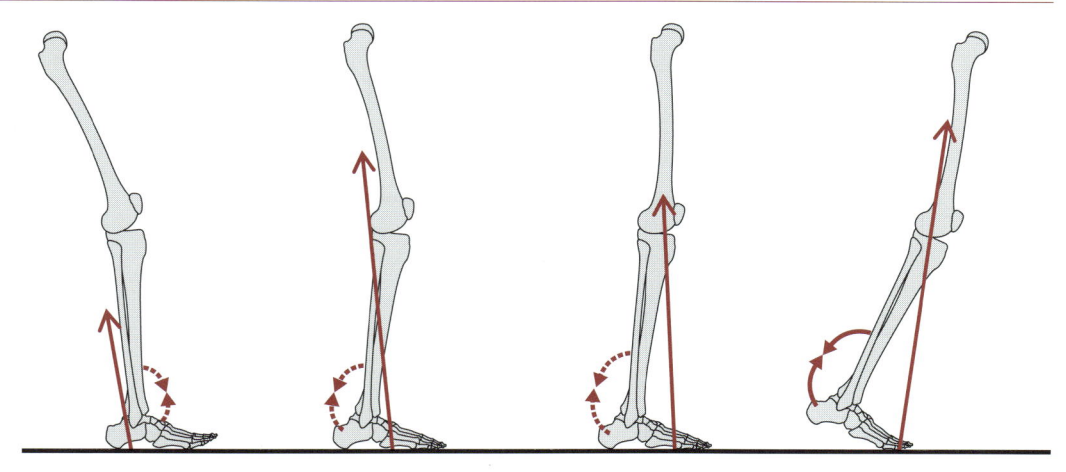

立脚初期	立脚中期	立脚後期
背屈筋の遠心性収縮	底屈筋の遠心性収縮	底屈筋の求心性収縮

図Ⅳ-7　床反力ベクトルと足関節モーメント

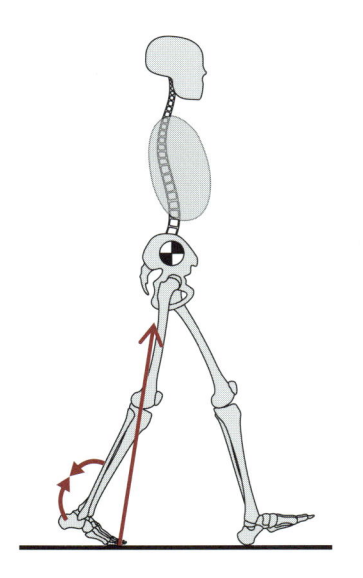

a) 大きな歩幅をとるためには立脚中期・後期の底屈筋の活動が必要である．

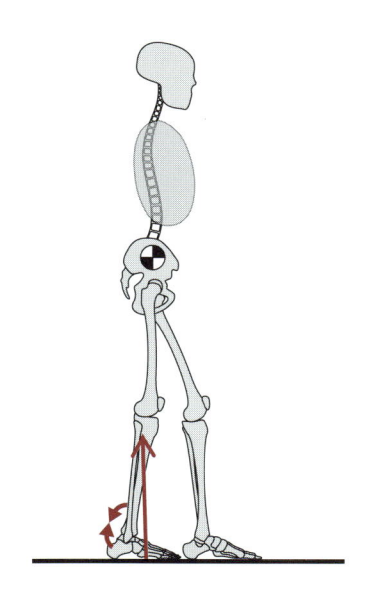

b) 底屈筋の筋力低下がある場合，歩幅を伸ばすことができない．

図Ⅳ-8　足関節底屈筋モーメント

1.6 歩行中の関節モーメント② 膝関節

CHECK POINTS
- 立脚初期の膝関節伸展モーメントと膝折れの関係
- 遊脚期の膝関節モーメントの働き

　歩行中の膝関節まわりの筋は，立脚初期の膝折れを防ぎ，遊脚期には振り出された下肢の振れをコントロールするために活動する．図Ⅳ-9に示すように接地直後に衝撃吸収のために膝関節はわずかに屈曲するが，このときに**床反力ベクトル**は膝関節のやや後方をとおる．膝関節伸展筋が低下している場合には，この時期の床反力による膝の屈曲を抑えることができず**膝折れ**してしまう．膝の伸展筋に不安がある場合には，接地直後の股関節伸展と膝関節伸展によって，床反力が膝の後ろを通らないような歩行様式をとるようになる．

　図Ⅳ-10に示すように，**遊脚期の膝関節は大きく屈曲**するが，これは膝関節屈曲筋の活動によるものではない．遊脚に向けて**股関節によって大腿部が大きく振り出される**ことによって，振り子が振れるのと同じ原理で膝屈曲が起こる．膝関節まわりの筋は過度の屈曲を抑えたり，遊脚後期の過度の膝伸展を抑えるために活動している．

1 一般的な歩行　97

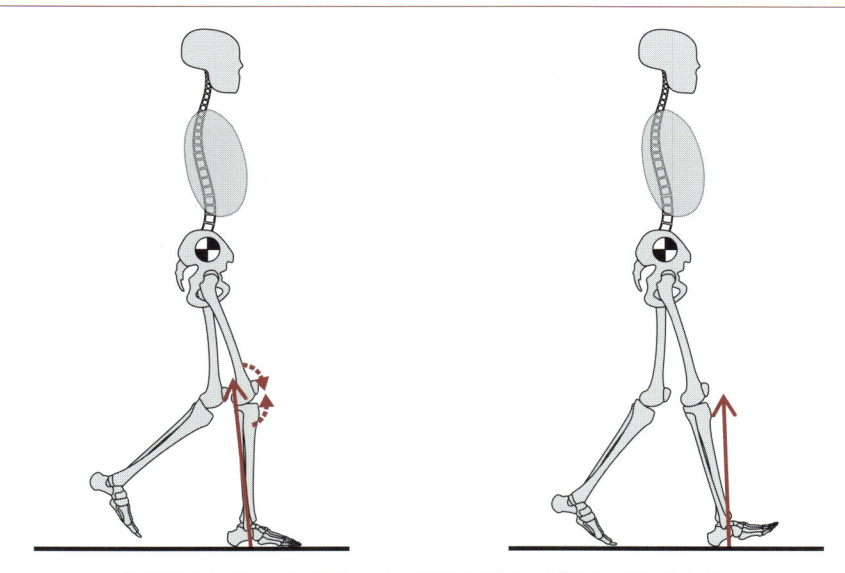

伸展筋が十分でない場合には，初期の膝屈曲を避けた歩行となる．

図Ⅳ-9　立脚初期の膝関節伸展筋による膝折れの防止

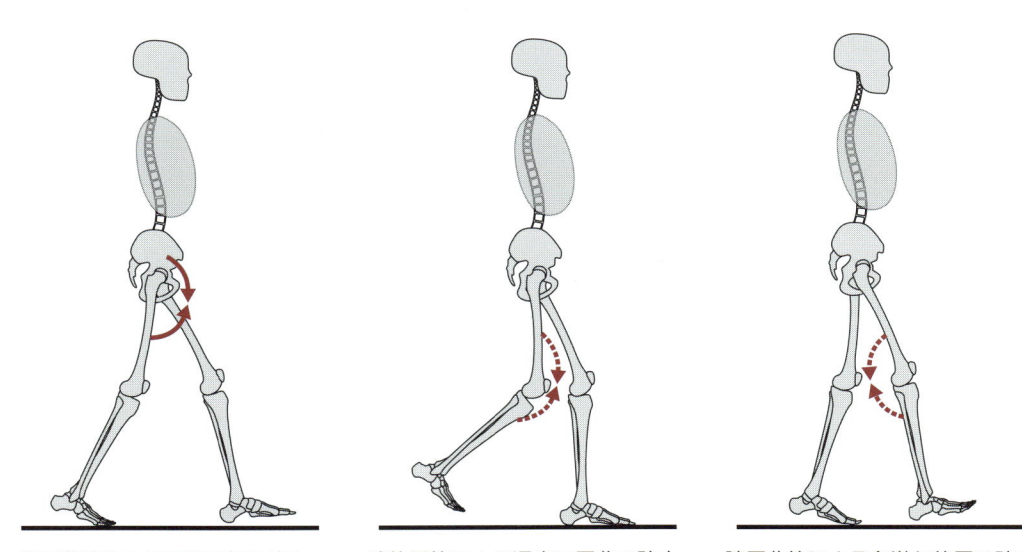

股屈曲筋による下肢の振り出し．　　膝伸展筋による過度の屈曲の防止．　　膝屈曲筋による急激な伸展の防止．

図Ⅳ-10　遊脚期の膝関節モーメントの働き

1.7 歩行中の関節モーメント③ 股関節

CHECK POINTS
・両脚支持期の股関節モーメント
・股関節モーメントと体幹の動きの関係

　図Ⅳ-11に示すように，歩行1周期中で**床反力ベクトルがもっとも股関節から離れるのは両脚支持期**である．両脚支持期では後ろ脚の床反力は股関節の後方をとおるため股関節屈曲筋が活動していることがわかる．前脚の床反力は股関節の大きく前方をとおり，股関節伸展筋が活動している．両脚支持期に後ろ脚は股関節屈曲筋群によって大腿部の振り出しを行い，前脚では股関節伸展筋によって接地時の体幹前傾の動きを止めるように働いている．

　股関節まわりの筋活動は，そのまま体幹の動きに影響する．図Ⅳ-11に示すように**股関節伸展筋**の活動は**体幹を後傾**させる作用をもち，**股関節屈曲筋**は**体幹前傾**に作用する．両脚支持期では後ろ脚と前脚で屈曲筋と伸展筋が同時に活動することから，体幹の前後傾の作用がつりあうことになる．骨盤から上の重さは体重の65％といわれており，重いものをできるだけ動かさずに移動することは効率のよい動きを作り出すために重要である．歩行中の**体幹直立**を保つためには，前脚と後ろ脚の股関節まわりの筋群の働きが重要であり，さらに，安定した歩行のためには体幹を固めるための体幹筋群の活動が重要である．

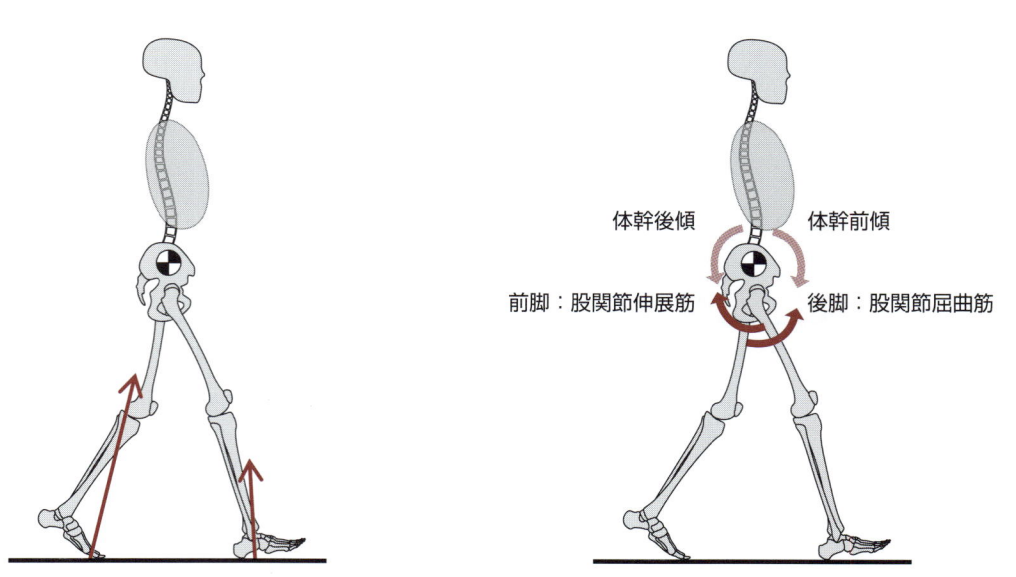

両脚支持期には股関節まわりで大きな筋活動が生じている．
股関節まわりの筋は体幹の動きに影響を与える．

図Ⅳ-11　両脚支持期の股関節モーメント

1.8 前額面内の筋の働き

> **CHECK POINTS**
> ・歩行中の骨盤の動きと股関節外転筋の働き
> ・股関節外転筋力不足の場合

　図Ⅳ-12に示すように，前額面内の**床反力ベクトル**は左右の足からほぼ重心に向かっている．立脚期中の骨盤は支持脚側に水平移動し，重心を支持脚に近い位置に移動させている．床反力ベクトルと下肢関節の位置関係を見ると，**単脚支持期の股関節が床反力からもっとも大きく離れている**ことがわかる．すなわち，前額面内の筋活動としては**単脚支持期の股関節外転筋**群の活動がもっとも大きい．この筋の活動によって，過度の体幹の側屈，回旋などの動きをともなわずに**体幹直立**のままで歩行することができる．

　股関節外転筋の筋力低下がある場合は，体幹を大きく側屈，回旋して重心位置を支持脚股関節の近くに移動させる代償的な動きをするようになる．

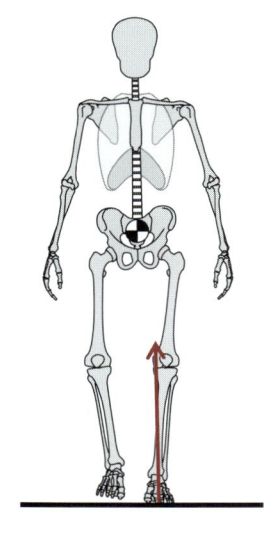

a) 単脚支持期には股関節外転筋の活動が必要である．

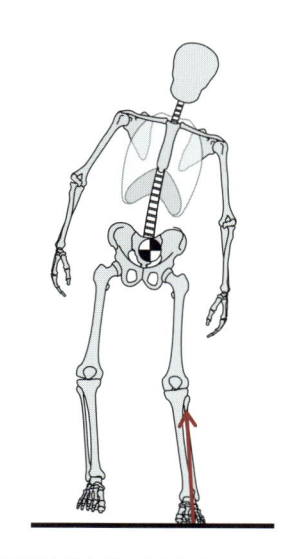

b) 股関節外転筋の活動が不足すると，体幹直立が保てない．

図Ⅳ-12　単脚支持期の股関節外転筋の働き

1.9 歩行時の衝撃吸収

> **CHECK POINTS**
> ・立脚初期の衝撃吸収のメカニズム
> ・反対側下肢による衝撃吸収の準備

　通常の歩行では，1歩ごとに1cmの高さからの**体重落下に等しい衝撃**を受けるといわれている．しかし，実際には衝撃吸収の働きによって身体は大きな衝撃を受けずに歩行している．図Ⅳ-13に示すように接地する脚では3段階の衝撃吸収が行われる．まず**踵からの接地が行われ，踵の軟部組織によって衝撃吸収が行われる**．さらに，**足関節背屈筋群の遠心性収縮とほぼ同時に膝関節伸展筋群の遠心性収縮**が行われる．筋の遠心性収縮はゴムやばねと同様の働きであり，これらの活動は接地時の衝撃吸収の役割を果たしている．

　衝撃吸収は接地以前から行われている．反対側の足関節底屈筋群が遠心性に働くことによって重心の前下方移動にブレーキをかけ，接地する下肢の動きをコントロールしている．このように両方の脚のたくみなメカニズムによって，接地時の衝撃を吸収しながら歩行が行われている．筋力低下などでこれらの筋のいずれかの機能が低下した場合には，接地による衝撃が大きな歩行となる．特に底屈筋力の低下がみられる場合には，反対側の接地時の膝関節屈曲が起こり膝伸展筋の負担が大きい歩行となることが多い．

1) 踵の接地
2) 遠心性収縮
3) 遠心性収縮

0) 遠心性収縮

接地時の衝撃吸収

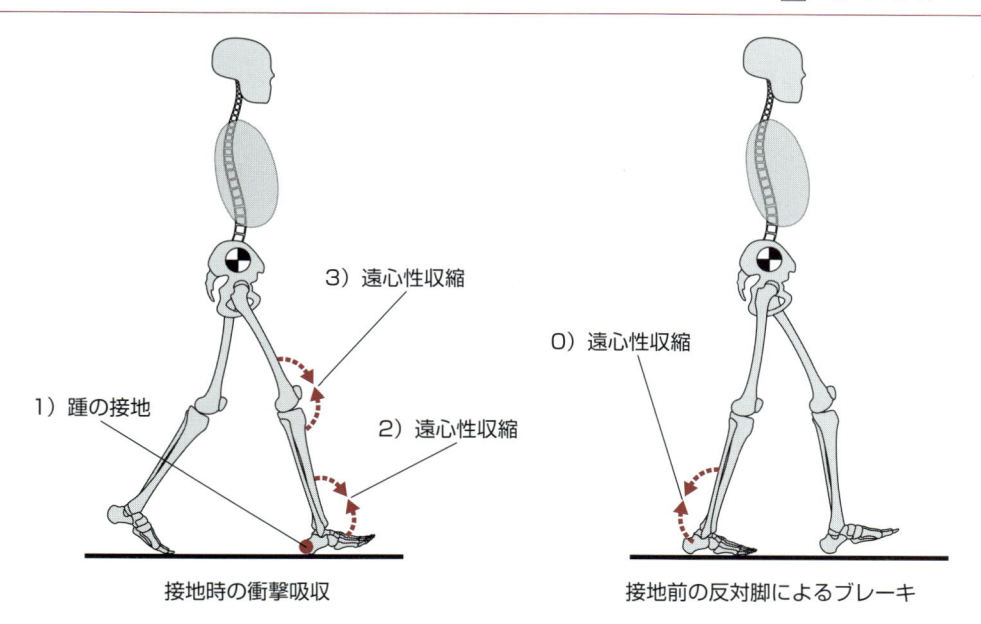

接地前の反対脚によるブレーキ

図Ⅳ-13　衝撃吸収のメカニズム

2 福祉用具を用いた歩行

2.1 スロープ歩行

> **CHECK POINTS**
> ・スロープ歩行における足関節角度
> ・スロープ歩行における体幹の動き
> ・スロープ歩行に必要な関節モーメント

　傾斜の緩いスロープの場合，歩行中の重心の動き，床反力は平地歩行と大きな違いはない．スロープ歩行で特に影響を受けるのが足関節の角度である．足底全体が地面に接地している状態を考えると，上り坂の場合は平地と比較して足関節背屈，下り坂の場合は足関節底屈となる．スロープ歩行の特徴を図Ⅳ-14に示す．

　スロープ昇りでは足関節が背屈しているため，平地歩行とくらべて体幹はやや前屈姿勢をとる．足部を接地したときに体幹前屈姿勢により身体重心が前方にあるため，床反力ベクトルが股関節から離れ，求心性の股関節伸展モーメントが必要となる．

　スロープ降りでは足関節が底屈しているため，平地歩行とくらべて体幹はやや後屈姿勢をとる．足部を接地したときに体幹後屈姿勢により身体重心が後方あるため，床反力ベクトルが膝関節から離れ，遠心性の膝関節伸展モーメントが必要となる．この遠心性の膝関節伸展モーメントが不足すると膝折れが起きてしまう．

　スロープ降りにおいて足関節底屈の動きをとめた装具を使用する場合などには，膝が前方に押し出されるため床反力が膝の後方を通るようになる（図Ⅳ-14d）．このときに膝折れを起こさないためには，より大きな膝伸展筋の活動が必要となる．これを避けるには，足を斜面に対して斜めにつくなどして膝への負担を減らす方法をとらざるを得ない．

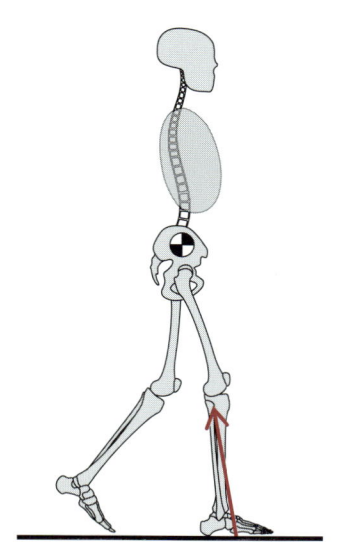

a) 平地歩行では体幹はほぼ直立.

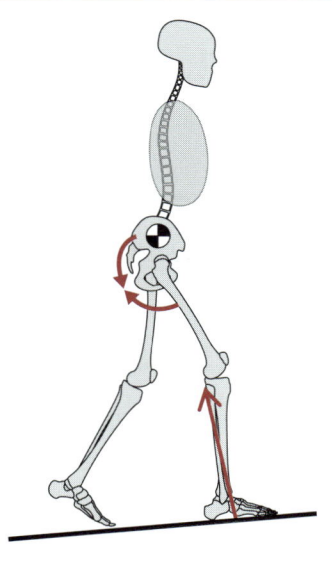

b) スロープ昇りでは体幹はやや前屈. 股関節伸展モーメントが必要.

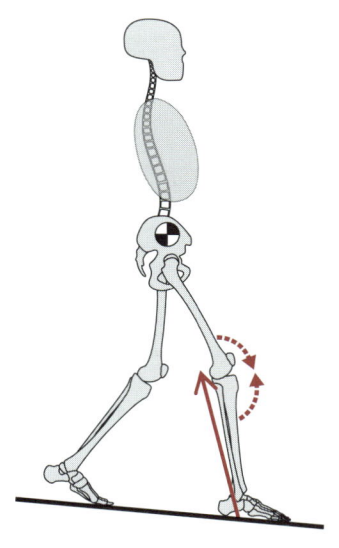

c) スロープ降りでは体幹はやや後屈. 膝関節伸展モーメントが必要.

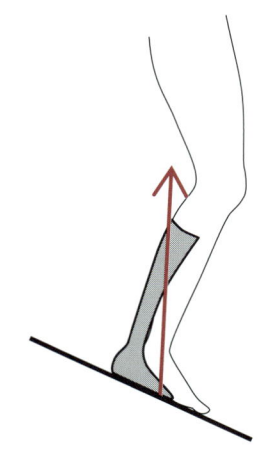

d) 装具によって足関節が90度に固定されると膝が前に押されて膝折れが起きやすくなる.

図Ⅳ-14 スロープ歩行の身体の動き

2.2 平行棒・手すりを使用した歩行

> **CHECK POINTS**
> ・平行棒使用による支持基底面の増加
> ・平行棒を押す場合の身体に加わる力
> ・平行棒を引く場合の身体に加わる力

　歩行の不安定な者が平行棒や手すりを使用すると，安定して歩行できることはよく知られている（「Ⅱ 2.2 歩行器や平行棒を使用した立位」→40頁）．本来，歩行は不安定な動作であるが，高齢者や障害者は歩幅を小さく両脚支持期を長くすることで，重心が基底面の上にある時期を長くして歩行を行っている．平行棒や手すりを使用した歩行では，支持基底面を広くするとともに下肢への負担を減らすことができる．平行棒使用時の理論的な接地面は，接地している足と平行棒の接地点を結んだ広い面になるが，実際には基底面の端まで重心が移動することはない．

　平行棒や手すりを使用した歩行では，手によって平行棒を押す場合と引く場合がある．平行棒を押す場合を前額面で考えると，基底面が横方向に広くなると考えることができる（図Ⅳ-15）．平行棒の使用が下肢への負担に及ぼす影響を考える場合には，手が平行棒や手すりに与える力ではなく，その力の反力を考えなければならない．押す場合には主に単脚支持期に手が平行棒や手すりを下に向かって押し，この力の反力である上向きの力が手に作用する．これによって接地している足の上向きの床反力が減少し，下肢の負担を減らすことができる．

　一方，平行棒や手すりを引いて歩行する場合には，手は平行棒や手すりを後ろ向きに引くことになるため手に加わる反力は前下向きに作用する（図Ⅳ-16）．これによって下肢の床反力上方成分は手すりを使用しないときよりも大きくなる．さらに，手すりを後方に引く動作によって腰が後ろに引けた姿勢になりがちである．これは前方に進む歩行にとっては不利な状態である．

平行棒を押す場合，手は上向きの反力を受ける．
（黒矢印：平行棒を押す力　色矢印：手が受ける反力）

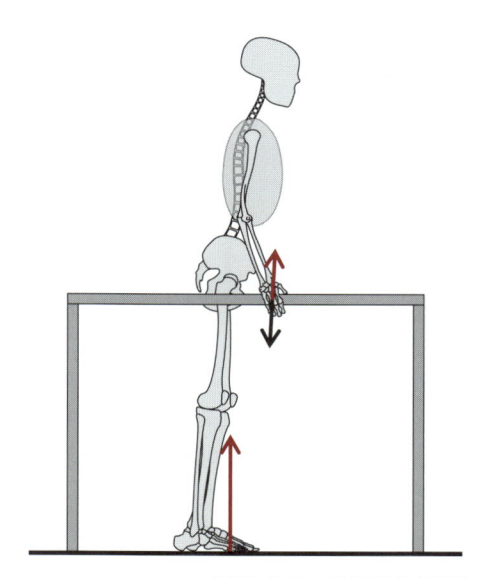

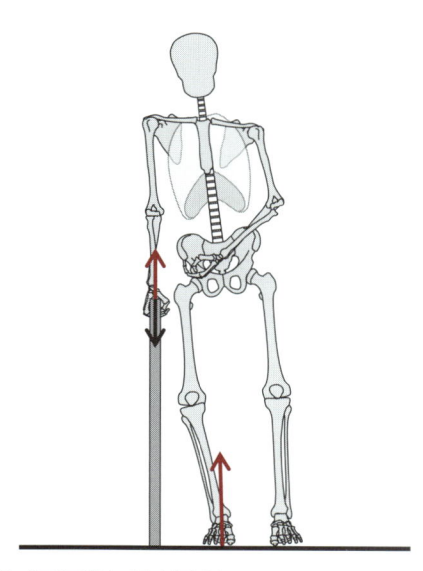

図Ⅳ-15　平行棒を使用した歩行（平行棒を押す場合）

平行棒を引く場合，手は前下向きの力を受ける．
（黒矢印：平行棒を引く力　色矢印：手が受ける力）

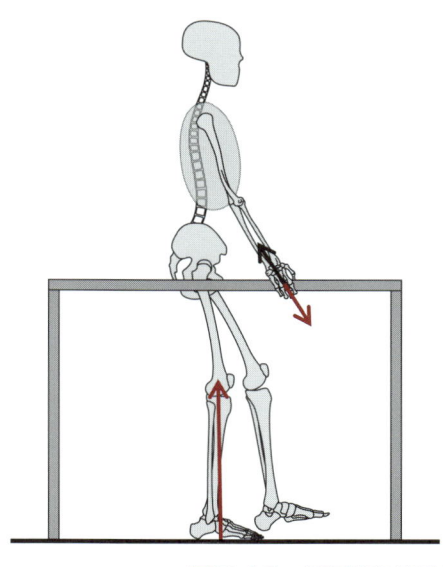

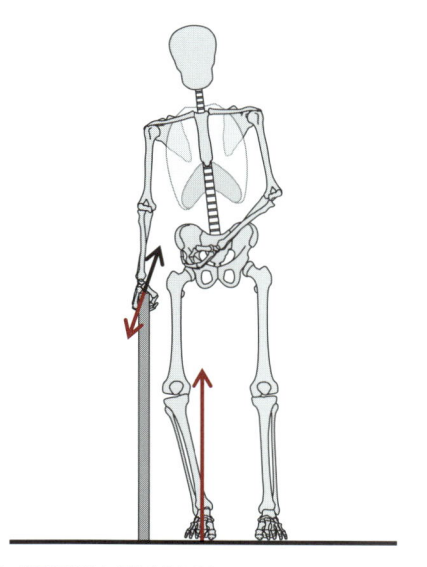

図Ⅳ-16　平行棒を使用した歩行（平行棒を引く場合）

2.3 杖を使用した歩行の矢状面と前額面の動き

CHECK POINTS
・杖使用による支持基底面の増加
・T字杖使用による歩幅の増加
・エルボークラッチによる横方向の安定性増加

　平地歩行でもっとも大きな筋活動が必要なのは足関節底屈筋である．立脚中期から後期にかけて立脚側のCOPを徐々に前方移動して大きな床反力が前足部に作用するようになる．このためには底屈筋の大きな活動が必要である．これによって，遊脚側の下肢を前方移動させて大きな歩幅をとることができる．足関節底屈筋の活動が十分でない場合には，前足部で支えることができないため反対脚を大きく前に移動できず大きな歩幅をとることがむずかしくなる．

　このような場合，図Ⅳ-17に示すように杖を使用することによって，杖で支えながら前足部に荷重して歩幅を伸ばすことが可能となる．このような働きのためには，斜めにつくことも可能なT字杖が有利である．通常，T字杖に加わる力は体重の10％以下で，力の補助というよりむしろ基底面を広げて安心して前足部に荷重するために使用すると考えられる（「Ⅱ 2.1 杖を使用した立位」→38頁）．

　T字杖よりも大きな力の補助が必要な場合には，多点杖やエルボークラッチが使用される．これらの杖では矢状面だけでなく前額面内の安定化のために杖が使用される場合が多い．図Ⅳ-18に示すように，杖に大きく頼った歩行では杖に加わる力が体重の30％以上になる場合もあり，杖がうける上向きの力によって下肢の負担を軽減している．

2 福祉用具を用いた歩行　107

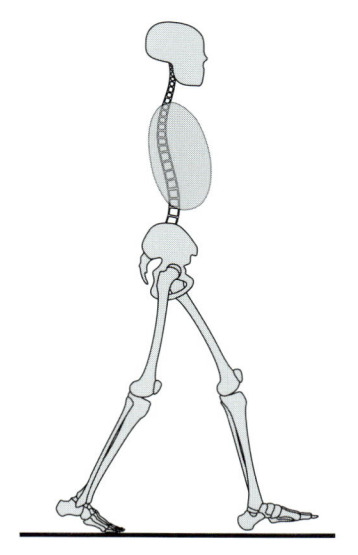

a) 健常者

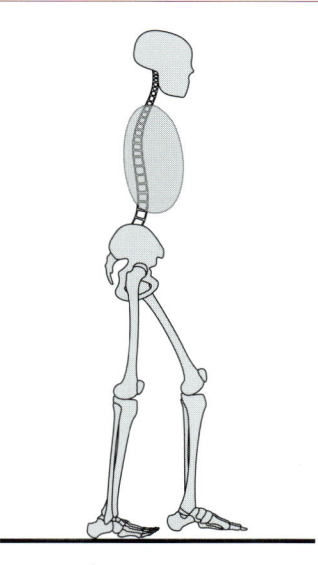

b) 底屈筋低下例
　　杖なし

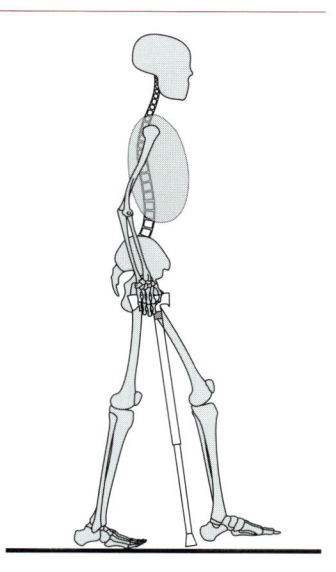

c) T字杖使用
杖によって歩幅を伸ばすことができる．

図Ⅳ-17　杖を使用した歩行

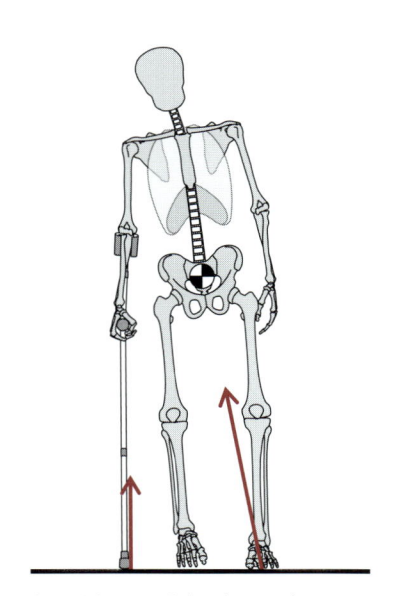

図Ⅳ-18　杖に大きく頼った歩行（エルボークラッチ使用の場合）

2.4 杖使用時の上肢の負担

> **CHECK POINTS**
> ・T字杖使用時の手首の負担
> ・多点杖・エルボークラッチ使用時の上肢の負担

　杖を使用した歩行を考える場合は，**上肢の負担も考慮する必要がある**．ここで重要なのは**杖からの反力と上肢の関節の位置関係**である．図Ⅳ-19のようにT字杖は床に対して斜めにつくことが多く，杖の先端で床を後ろにこじる場合もある．このため反力が杖の方向とは異なるようになり，**杖の反力が手首関節中心から離れたところを通る**ようになる．さらに手首と杖が固定されていないため握りの部分でねじる力が生じる場合がある．これらにより，T字杖使用者の手首の関節には大きな負担が加わることになる．一般的にT字杖にかかる力はあまり大きくはないが，**杖の反力の方向と握り部分のねじる力**によって負担が大きくならないように注意が必要である．

　図Ⅳ-20のように多点杖の場合は，杖からの反力は常に上を向いているため安定性が高く，手首への負担も大きくなりにくい．図Ⅳ-21のようにエルボークラッチの場合も構造上，床反力は肘の近くを通るため上肢への負担は大きくなりにくい．しかし，エルボークラッチの使用者は杖に大きく頼って歩行することが多く，大きな力による上肢の負担について考慮する必要がある．

手首の負担が大きい．
杖先を後にこじると手首の
負担はさらに大きくなる．

床反力は常に上向き

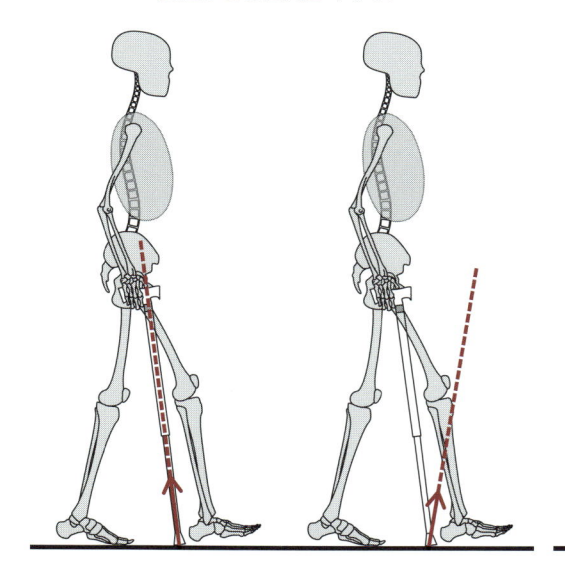

図Ⅳ-19　T字杖使用時の上肢負担

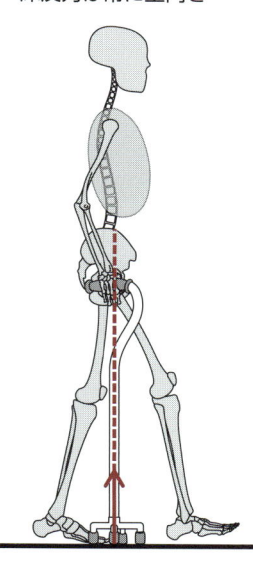

図Ⅳ-20　多点杖使用時の上肢負担

床反力は肘の近くを通る

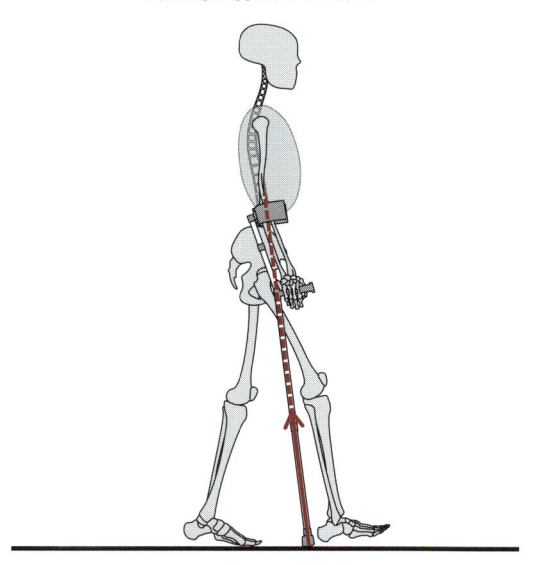

図Ⅳ-21　エルボークラッチ使用時の上肢負担

2.5 歩行器・シルバーカーを使用した歩行

> **CHECK POINTS**
> ・歩行器使用による体幹の安定
> ・歩行器使用時の腰部負担
> ・歩行器に加わる力と転倒の関係

　歩行時の安定性を確保し，エネルギー消費を少なくするために**体幹直立の保持**は重要である．体幹が不安定な場合，**歩行器やシルバーカーを使用**して前方の手で体を支えることによって**体幹の安定性を向上させる**ことができる．

　通常，手で支える力は体重の 10% 以下で大きくはないが，保持によって体幹の揺れを少なくして安定した歩行ができるようになる．高齢者は**歩行中立脚後期の股関節伸展**がむずかしく，大きな**歩幅**がとれずにこれが歩行速度低下の原因となる．体幹の安定によって立脚後期の股関節伸展が増加し，歩幅の増加，ひいては**歩行速度**の増加につながる．しかし，図Ⅳ-22 のように一部のシルバーカーでは足を前に出すことができないため，体幹を過度に前屈した姿勢になり，腰部の負担が大きい歩行となりがちである．

　歩行器やシルバーカーに加わる力を考えて，歩行器やシルバーカーの**転倒について考慮する必要**がある．図Ⅳ-23 のように歩行器やシルバーカーの構造を考えると，シルバーカーではグリップがシルバーカーの重心と比較して後上方にある．そのため，手の力によってシルバーカー自体が**後方に転倒する危険性**がある．歩行器のグリップの位置はシルバーカーと比較して前下方にあるため，転倒しにくい構造となっている．

2 福祉用具を用いた歩行　111

体幹を前傾してシルバーカーを押すと
腰部モーメントが増加する．

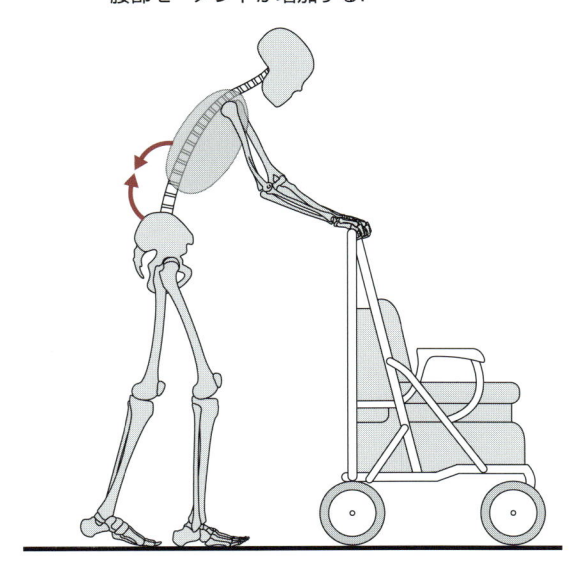

図Ⅳ-22　シルバーカーの歩行と腰部モーメント

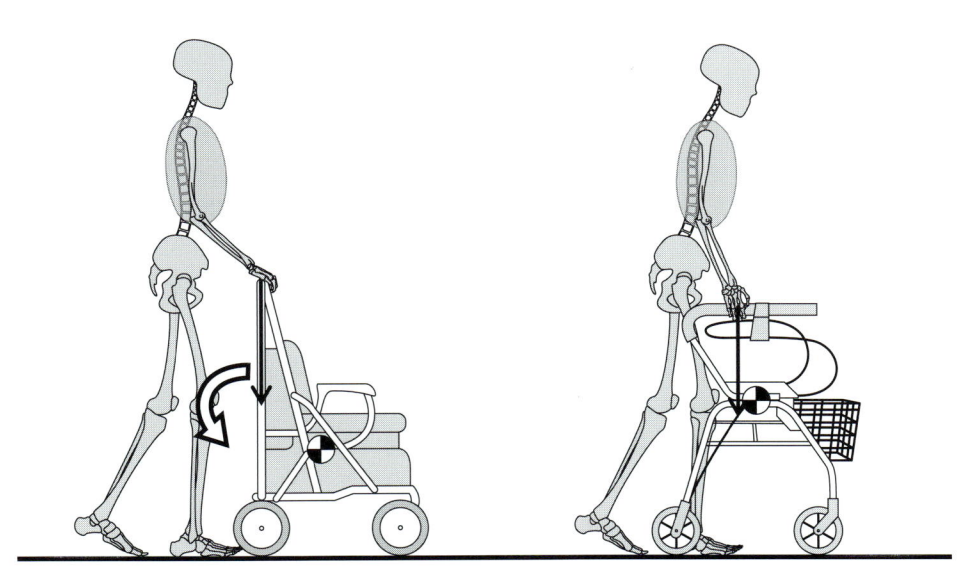

a）シルバーカー　　　　　　　　　b）歩行器

シルバーカーに加わる力は，シルバーカーの転倒を引き起こしやすい．

図Ⅳ-23　シルバーカーと歩行器に加わる力

3 歩行の介助と訓練

3.1 安全で安定した歩行

CHECK POINTS
・安全な歩行とは
・安定した歩行とは

「**歩行の自立（歩行自立度を上げること）**」は，臨床でセラピストが訓練を行う上での大きな目的の1つである．歩行が自立しているか否かの判定は，現場のセラピストに委ねられることが多い．しかし，その基準は「安全に，安定した歩行ができている」という経験則による判断によるところが大きい．

バイオメカニクスの観点において，歩行は**身体重心（COG）**が**支持基底面**の外にある時期が長い不安定な動作である．「安全に，安定した歩行」とはバイオメカニクスの観点からどのように判断できるだろうか．

健常者の歩行では，歩行1周期中に身体重心が基底面の上にある時期はわずかである（「Ⅳ 1.1 歩行中の重心の動きと基底面」→88頁）．特に**単脚支持期**には身体重心は常に基底面の外にある．健常歩行を前額面でみると単脚支持期の**床反力作用点（center of pressure：COP）**は常に身体重心より外側にある（**図Ⅳ-24a**）．何らかの理由で身体重心がCOPより外側に位置してしまうと，身体が外側に傾いて**転倒**が起きる（**図Ⅳ-24b**）．健常歩行の矢状面では，単脚支持期の後半に前向きの**床反力**によって身体重心が基底面から大きく外れ，支持脚の前方に移動する（**図Ⅳ-25a**）．このときに振り出した脚が前方に接地することによって接地側の床反力が発生して次の一歩となる．しかし，振り出した脚が適切な位置に接地しないと振り出し脚の方向への転倒が起きる（**図Ⅳ-25b**）．健常者の歩行は常に不安定な状態を繰り返しながら，COPと床反力によって身体重心の位置をコントロールする動きである．COPと床反力を動かしているのは筋活動であるため，適切な筋活動によって身体重心の動きのコントロールが行われている状態が「**安全な歩行**」と考えることができる．

歩行は繰り返し動作のため，連続した歩行で身体重心の軌跡の振幅が一定であれば，「**安定した歩行**」であるといえる．脳血管障害による片麻痺者の身体重心は，歩行周期全体では健常歩行より振幅が大きいが，麻痺側立脚期が非麻痺側立脚期よりも上下方向・左右方向ともに振幅が小さくなることが多い（**図Ⅳ-26**）．しかし，その動きが一定であれば歩行は安定しており，大きく動くときと小さく動くときが混在している場合は不安定であるといえる．

3 歩行の介助と訓練　113

a) 単脚支持期

身体重心

COP はつねに身体重心より外側にある.

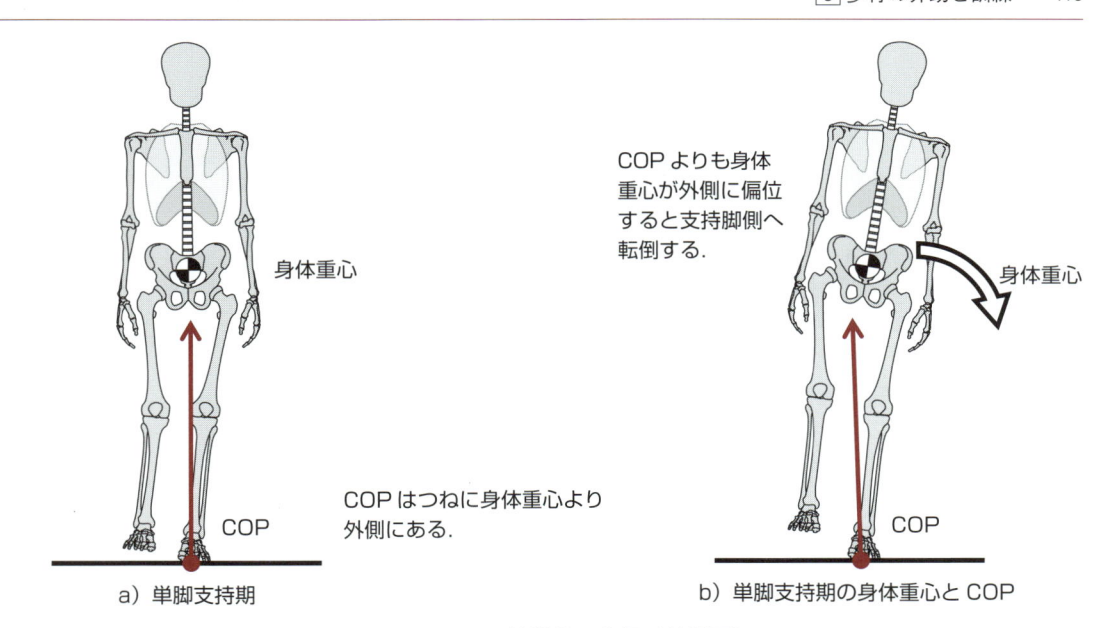

COP

b) 単脚支持期の身体重心とCOP

COPよりも身体重心が外側に偏位すると支持脚側へ転倒する.

身体重心

COP

図Ⅳ-24　健常者の歩行（前額面）

a) 単脚支持期後半

支持基底面

身体重心

身体重心は基底面から大きく外れる.

b) 単脚支持期後半

振り出し脚が接地しないと振り出し脚前方へ転倒する.

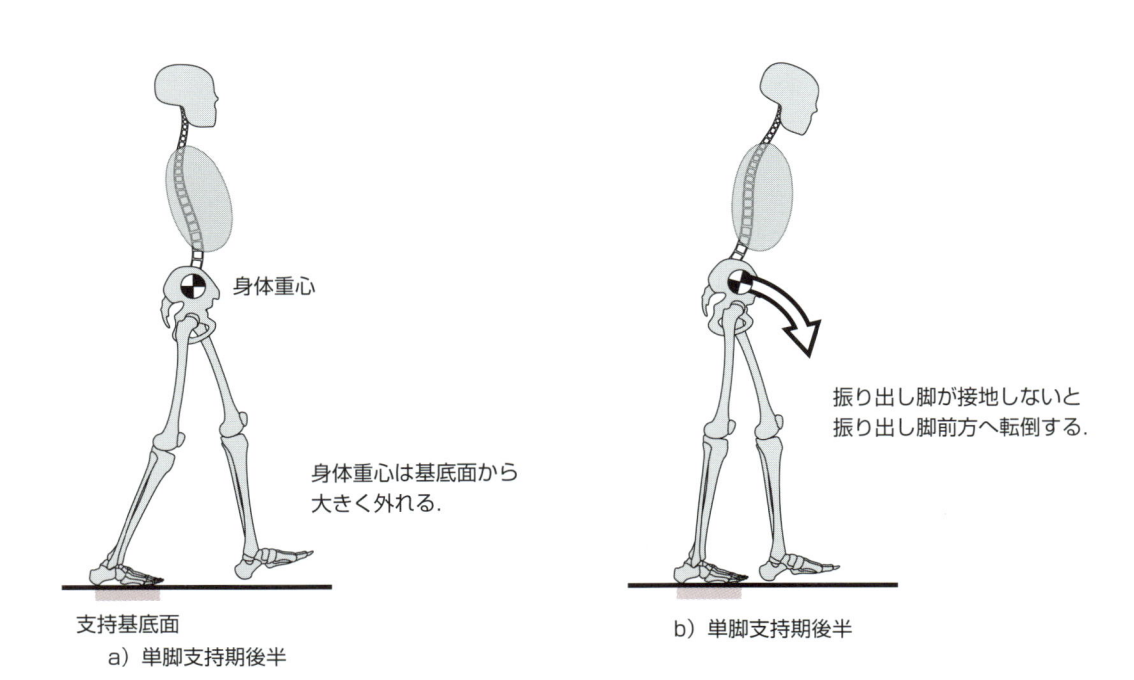

図Ⅳ-25　健常者の歩行（矢状面）

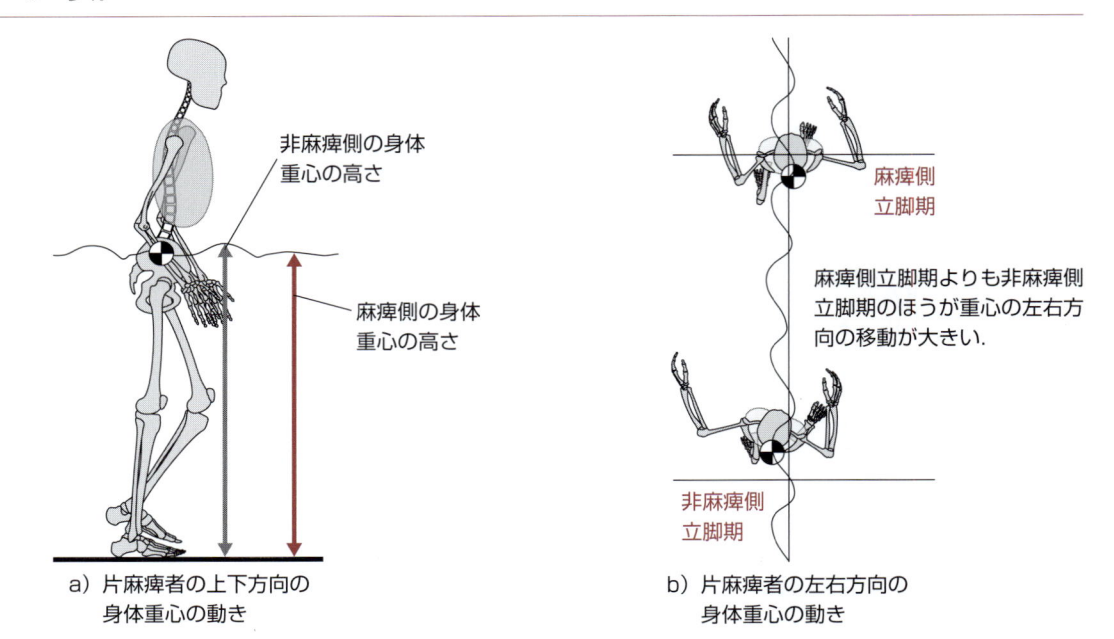

非麻痺側の身体
重心の高さ

麻痺側の身体
重心の高さ

a）片麻痺者の上下方向の
　身体重心の動き

麻痺側
立脚期

麻痺側立脚期よりも非麻痺側
立脚期のほうが重心の左右方
向の移動が大きい．

非麻痺側
立脚期

b）片麻痺者の左右方向の
　身体重心の動き

非麻痺側立脚期
麻痺側立脚期

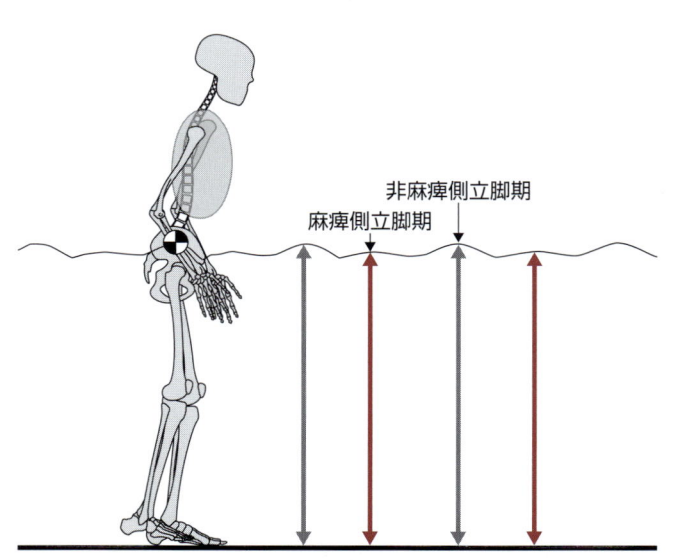

c）麻痺側と非麻痺側で高さは異なるが
　一定した動きを示している．

図Ⅳ-26　歩行時における片麻痺者の身体重心

3.2 歩行の評価と介助

> **CHECK POINTS**
> ・歩行における身体重心の動きの評価
> ・身体重心の動きと機能的要因との関連

身体重心（COG）の移動が一定でない**不安定な歩行の介助**では，まず歩行周期のどの時期に，どのような身体重心の動きを示すのかを観察により評価する必要がある．**骨盤から上の質量は身体質量の65％**であり，体幹と骨盤の動きは身体重心の動きに大きく影響する．よって，体幹と骨盤の動きを三次元で観察することにより，身体重心の動きを推定することができる．

歩行周期のどの時期にどのような身体重心の動きが起こっているのかが把握できたら，身体重心の動きを過小・過大にしている機能的要因について検討する．**脳血管障害による片麻痺者**で，**非麻痺側の立脚初期から中期**に身体重心の非麻痺側方向への移動が大きく，転倒の危険性がある場合，麻痺側の振り出しが困難で体幹の後傾・非麻痺側への傾斜により代償している可能性がある．また，**変形性膝関節症患者**で，**患側立脚中期**に体幹の患側への傾斜が大きく，不安定になる場合，**患側膝関節の外反モーメントを減少**させるために身体重心位置を膝関節中心に近付けている可能性がある（**図Ⅳ-27**）．

局所の機能障害があるにもかかわらず，健常者の歩行に近づけようと身体重心の移動を介助により促すと，急激な**膝折れ**などによる転倒の危険性や痛みを引き起こす危険性がある．よって歩行時の介助は骨盤や体幹の過剰な動きが起こったときに止める程度とし，関節の動きや単筋の筋力強化などの機能訓練，複数の筋の共収縮を促す能力訓練などの評価と結果のフィードバックとして使用するのがよい．

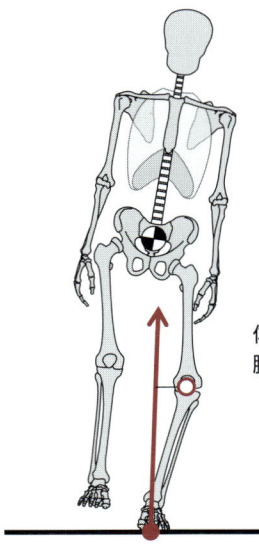

体幹を立脚側へ傾斜させることにより膝関節外反モーメントを減少させる．

立脚中期

図Ⅳ-27　変形性膝関節症患者の歩行

3.3 歩行立脚初期から中期の訓練

CHECK POINTS
- 健常者の立脚初期から中期の下肢筋活動と身体重心の動き
- 片麻痺者の立脚初期の特徴
- 変形性膝関節症・股関節症，高齢者の立脚初期の特徴
- 訓練のポイント

健常者では，**立脚初期**に踵から接地し，**足関節背屈筋群**が**遠心性収縮**をすることにより，踵を中心とした滑らかな足部の接地と下腿の前方への回転が起こる（**踵ロッカー**）．下腿が前方へ回転することにより膝関節はわずかに屈曲し，**膝関節伸展筋群**の**遠心性収縮**により衝撃吸収が行われる．この時期は**両脚支持期**のため後脚の**足関節底屈筋群**が**求心性収縮**し，身体重心の前上方への移動を促進する．その後，**膝関節伸展筋群**と**股関節伸展筋群**が**求心性収縮**をすることにより，膝関節を軸とした大腿の前方回転が起こり，骨盤や体幹が前上方へ押し上げられる．このとき足関節を軸とした身体全体の前方回転が生まれる（**足関節ロッカー**）．

このように立脚期の前半では，前脚の足関節背屈筋群と膝関節伸展筋群の遠心性収縮による衝撃吸収，後脚の足関節底屈筋群の求心性収縮，その後に生じる前脚の膝関節伸展筋群と股関節伸展筋群の求心性収縮がタイミングよく行われることにより，**身体重心の前上方への移動**が生まれる（図Ⅳ-28）．

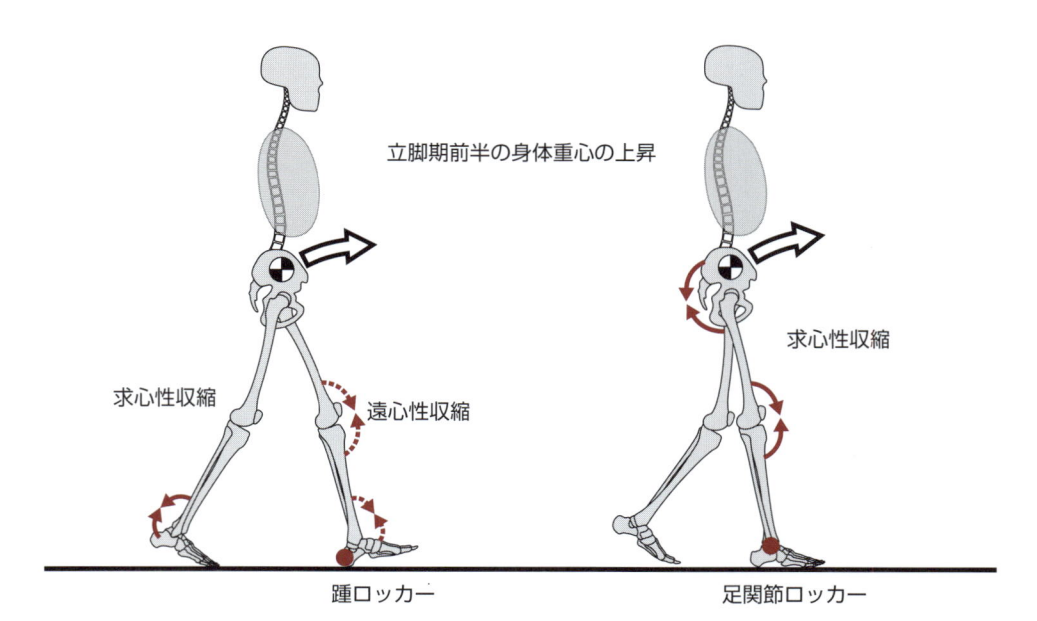

図Ⅳ-28　健常者の歩行

脳血管障害による**片麻痺者**は，麻痺側の踵接地が困難で足関節背屈筋群の遠心性収縮ができないことにより踵ロッカーにおける下腿と大腿の**前方回転が生じない**ことが多い．そのため，膝関節過伸展，股関節屈曲，体幹前傾位で単脚支持期を迎えることになり，**単脚支持時間の減少，非麻痺側の歩幅の減少**などエネルギー効率の悪い歩行となってしまう（図Ⅳ-29）．

　変形性膝関節症や**股関節症**など膝関節・股関節に機能的障害のある患者や高齢者は，膝関節・股関節の可動域制限，筋力低下，疼痛などにより膝関節伸展，股関節伸展による**身体重心の前上方への押し上げ**が起こらないことが多い．よって膝関節屈曲，股関節屈曲，体幹前傾位で単脚支持期を迎えることになる（図Ⅳ-30）．この肢位では，膝関節伸展筋群が大きな力を発揮する必要があるため，筋力の弱い術直後の患者などでは**膝折れ**が生じる危険がある．

　立脚初期から中期にかけての身体重心の前上方への動きを促すための訓練は，2つの期間に分けて考える．すなわち，前半の「**立脚初期の足関節背屈筋群と膝関節伸展筋群の遠心性収縮による衝撃吸収の期間**」と，後半の「**膝関節伸展筋群と股関節伸展筋群の求心性収縮による大腿の前方回転，身体重心の持ち上げの期間**」である．衝撃吸収のための訓練は，踵を中心とした回転運動であることを意識し，踵接地の状態か足底接地の状態で，下腿の前方回転を意識しながら**足部前方への荷重移動訓練**を行う（図Ⅳ-31）．身体重心の持ち上げのための訓練は，両脚支持で膝関節中心が前方へ移動しないように注意し，後ろ脚の踵を持ち上げるようにしながら大腿の前方回転を行う（図Ⅳ-32）．このときお尻を締めるように指示をしながら，膝関節伸展筋群と股関節伸展筋群の同時収縮を促すとよい．

　衝撃吸収と身体重心の持ち上げは，短時間のうちに**遠心性収縮**と**求心性収縮**が切り替わる運動のため，厳密に分けることはできない．また，神経筋活動が低下している中枢神経疾患や高齢者などでは遠心性収縮と求心性収縮の切り替え自体が困難な場合が多い．よって，それぞれの動きが改善した後，両期間を合わせた訓練を行うとよいだろう．

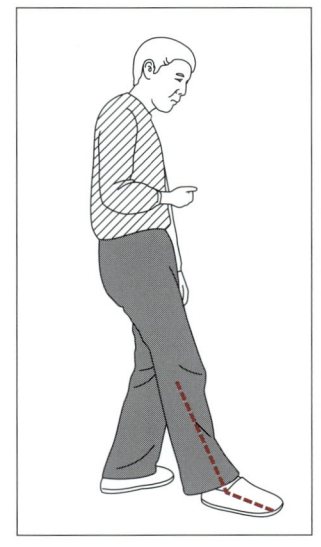

・踵接地困難
・足関節背屈筋群による
　遠心性収縮困難

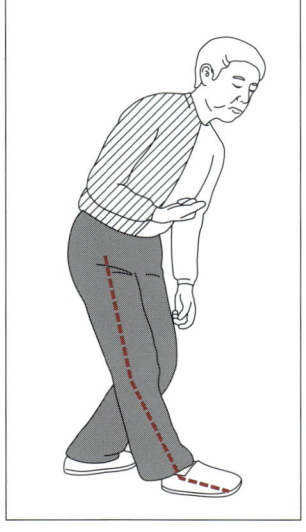

・膝関節過伸展
・股関節屈曲位
・体幹前傾位

図Ⅳ-29　片麻痺者の立脚初期から中期

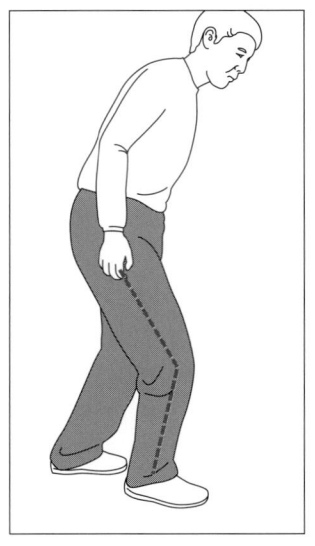

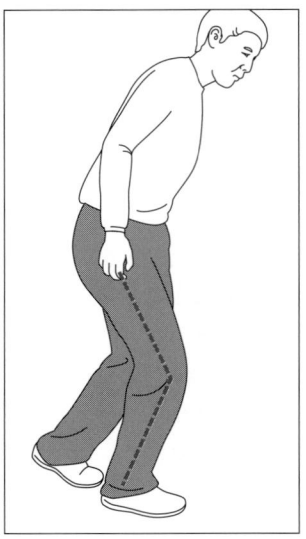

・踵接地困難　　　・膝関節屈曲
・膝関節屈曲位　　・股関節屈曲
　　　　　　　　　・体幹前傾位

図Ⅳ-30　膝関節疾患患者の立脚初期から中期

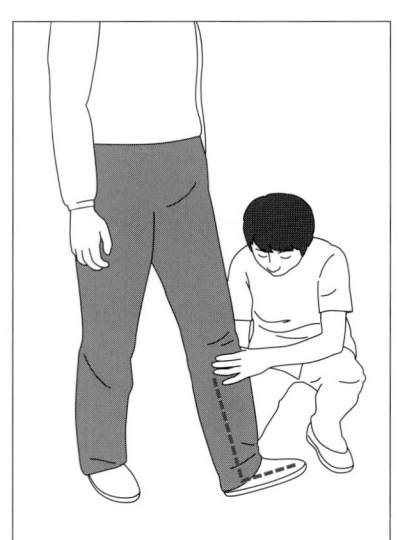

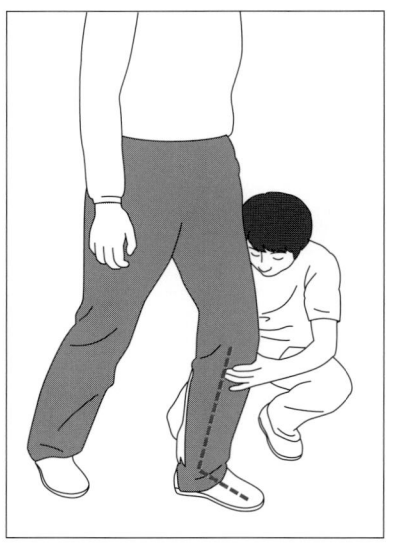

踵接地から足部の接地に伴う下腿の前方回転，
前足部への荷重移動を誘導する．

図Ⅳ-31　立脚初期の訓練

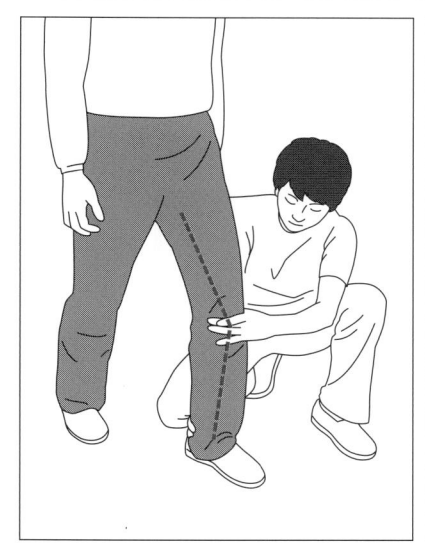

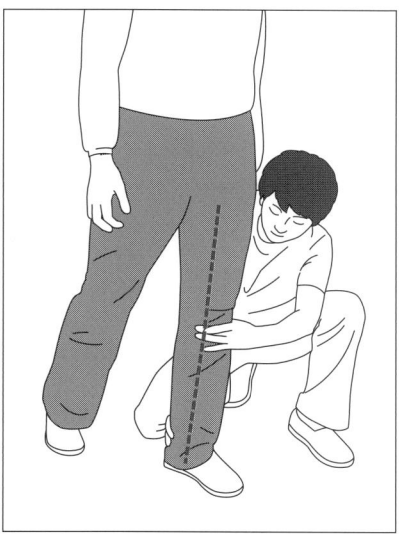

・膝関節中心が前方へ移動しないように注意する．
・膝関節を中心とした大腿の前方回転を誘導する．

図Ⅳ-32　立脚初期から中期の訓練

3.4 立脚中期から後期の訓練

> **CHECK POINTS**
> ・健常者の立脚中期から後期の下肢筋活動と身体重心の動き
> ・片麻痺者や下肢変性疾患患者の立脚中期から後期の特徴
> ・訓練のポイント

　健常者の歩行では，**立脚中期**に足関節を軸とした身体全体の前方への回転（**足関節ロッカー**）が起こる．骨盤と体幹が足関節中心よりも後ろにある時期には，**床反力ベクトル**が膝関節の後方と股関節の前方を通り，**膝関節伸展筋群と股関節伸展筋群が求心性収縮**をして，身体重心を前上方に押し上げるように働く（図Ⅳ-33a）．その後，足関節中心の上に骨盤と体幹が位置した時，身体重心位置が最も高くなる（図Ⅳ-33b）．骨盤と体幹が足関節中心よりも前方にある時期には，床反力ベクトルが足関節の前方，股関節の後方を通り，**足関節底屈筋群と股関節屈曲筋群が遠心性収縮**をし，重力による身体重心の落下を制動するように働く（図Ⅳ-33c）．足関節ロッカーの時期における床反力ベクトルと膝関節の位置関係をみると，床反力ベクトルが常に膝関節中心の近くを通るため，この時期の膝関節には大きな筋活動がみられない．

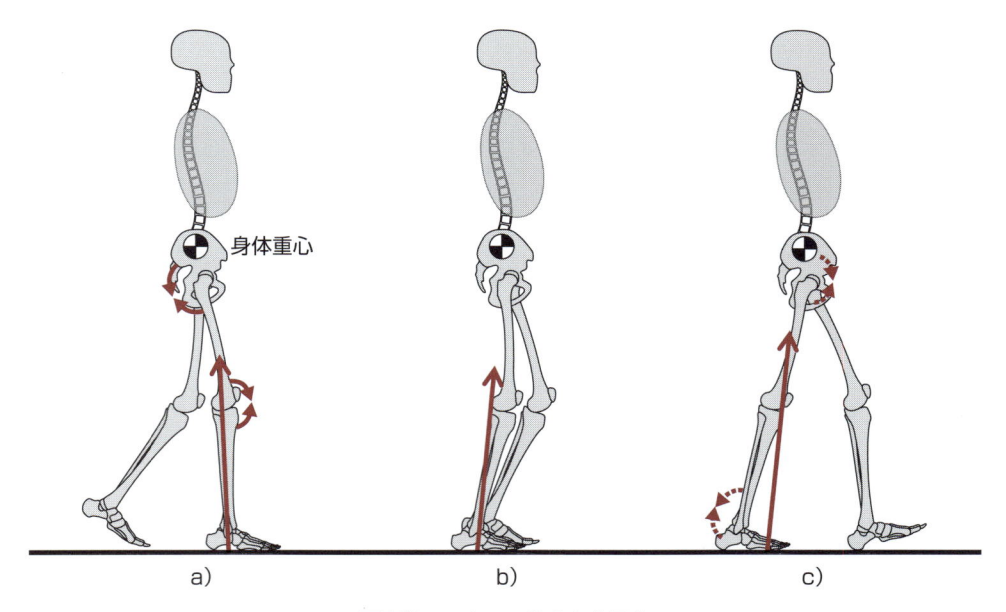

足関節ロッカーの動きと床反力

図Ⅳ-33　健常者の歩行（立脚中期）

立脚後期では，踵が床面から離れ，前足部を軸とした回転（**前足部ロッカー**）が起こる．このとき，床反力ベクトルは足関節の大きく前方，股関節の後方を通り，立脚中期の後半で伸ばされた足関節底屈筋群が一気に求心性収縮をすることにより大きな力を発揮することがわかる（図Ⅳ-34）．反対側の足が接地し**両脚支持期**になると，後脚の股関節と膝関節は屈曲し，大腿を前方に振り出す準備に入る．

脳血管障害による**片麻痺者**は，立脚初期から中期に骨盤と体幹の前上方への移動が不十分であることが多い．そのため，麻痺側の単脚支持期である立脚中期には体幹が前傾し，骨盤がさらに後方に移動する（図Ⅳ-35）．このことにより，**足関節ロッカーに必要な足関節背屈，股関節伸展を行うことができない．変形性膝関節症**や**股関節症**などの膝関節・股関節に機能的障害のある患者や高齢者も，骨盤と体幹の前上方への移動が不十分となり，同様の結果となることが多い．これらの患者に対して立脚中期から後期の蹴りだしの訓練を行っても，その前の相である立脚初期から中期における骨盤と体幹の上昇不十分の問題が解決しない限り，歩容の改善は望めない．よって，**立脚初期から中期**における**骨盤と体幹の前上方への移動の訓練**を十分に行うことが大切である．

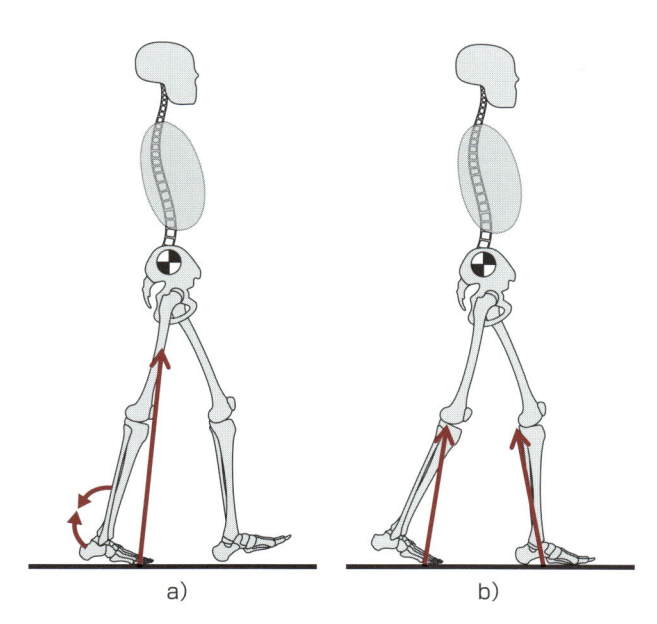

a) b)

前足部ロッカーの動きと床反力

図Ⅳ-34 健常者の歩行（立脚後期）

健常者の歩行の立脚後期には股関節と膝関節を屈曲し，前足部を軸として抜重していく．膝関節術後の患者では，この時期の股関節屈曲，膝関節屈曲が起こらず，足を棒状にして前方へ振り出す歩容を示すことが多い（図Ⅳ-36）．これは術直後の疼痛などにより，膝を屈曲することへの恐怖感から大腿前面の筋群の過剰収縮が起こるためと考えられる．これらの患者に対しては，患側を後方，健側を前方に位置した立位姿勢で，患側の踵を離地しながら股関節と膝関節を屈曲して健側への荷重移動をする訓練をする（図Ⅳ-37）．このとき，立脚後期の蹴りだしを意識して床面を押すように指示すると，大腿前面の筋群の過剰な収縮が増大してしまうため，「力を抜きながら，足の付け根（股関節）で全体を持ち上げる」ように指示するとよい．運動機能のよい片麻痺者も同様で，伸展パターンから屈曲パターンへの切り替えが苦手なことが多い．このとき，足関節底屈筋群の過剰な収縮を促すと伸展パターンが増強されることが予測されるため，患者への口頭指示は，「抜くこと」を意識して行うとよいだろう．

体幹が前傾し，骨盤が後方にある．

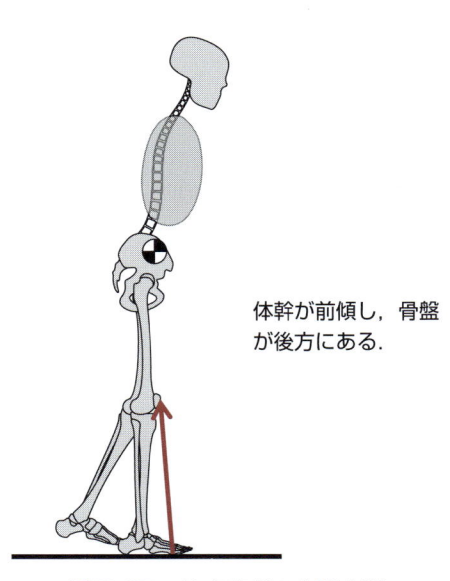

図Ⅳ-35　片麻痺者の立脚中期

3 歩行の介助と訓練　123

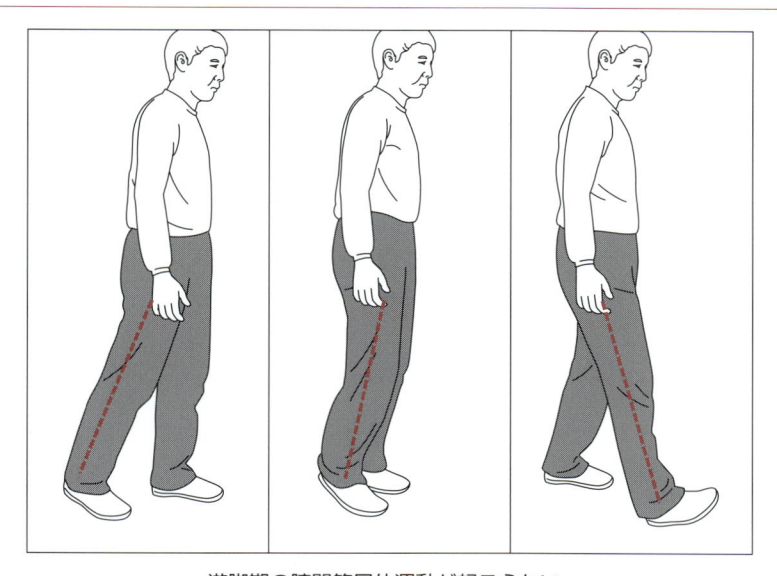

遊脚期の膝関節屈伸運動が起こらない.

図Ⅳ-36　膝関節術後患者の振り出し

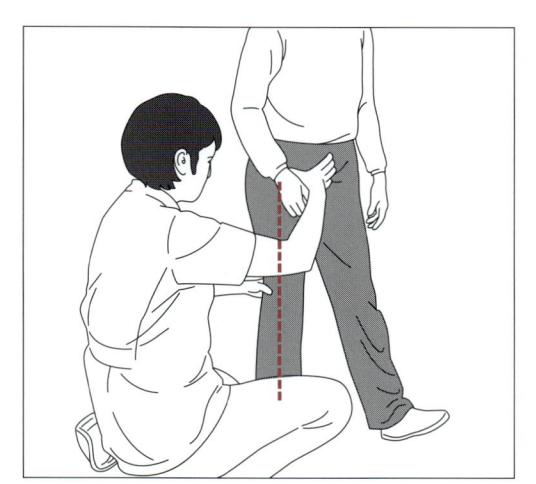

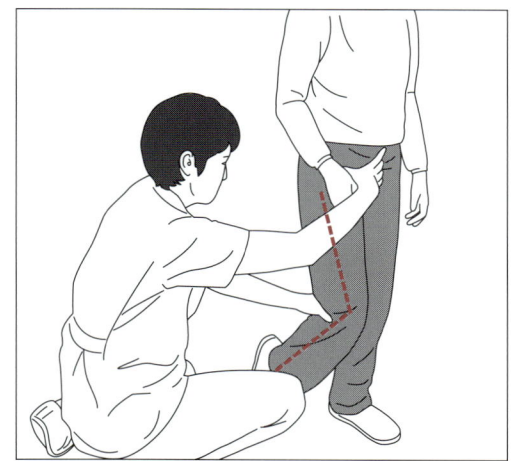

抜重しながら股関節と膝関節屈曲を誘導する.

図Ⅳ-37　立脚中期から後期の訓練

3.5 左右方向への訓練

> **CHECK POINTS**
> ・健常者の前額面における下肢筋活動と身体重心の動き
> ・片麻痺者や股関節疾患患者の前額面における特徴
> ・訓練のポイント

　健常者の歩行を前額面からみると，**身体重心位置**は立脚中期で支持脚方向へ最大に移動し，両脚支持期にはほぼ身体の中央となる．**股関節内外転角度**は，立脚初期から立脚中期まで骨盤が支持脚へほぼ水平に移動するため内転方向へ動き，立脚中期から後期には骨盤も反対方向へ移動するため外転方向へ動く（図Ⅳ-38）．**関節モーメント**は，立脚初期に小さな**内転モーメント**を発揮するが，すぐに**外転モーメント**となる．立脚初期の踵接地後から立脚中期にかけて中殿筋が働き，骨盤が過度に支持脚方向へ移動するのを防ぎ，骨盤を滑らかに支持脚方向へ移動する役割を果たしている．

　脳血管障害による**片麻痺者**は，麻痺側接地時に足部の底屈内反変形による外足部荷重，中殿筋の筋力低下などにより骨盤が過度に麻痺側方向へ移動することが多い．そのため，体幹を非麻痺側へ傾斜し身体重心位置を調整しようとする反応が起こる．これにより骨盤の側方移動が更に助長され，**健常者よりも大きな外転モーメントが必要となる**（図Ⅳ-39）．

　股関節周囲の単関節筋群による**大腿骨頭のひきつけ作用が低下**している患者では，大きな外転モーメントを発揮するため，**腸脛靱帯を伸張**させることにより外転モーメントを発揮させることが多い（図Ⅳ-40）．

　前額面における歩容の改善をはかるためには，立脚初期から中期にかけての過剰な骨盤の側方移動と体幹の反対側への傾斜を防ぐ必要がある．そのため，**足部の内反変形が強い片麻痺者**に対しては，**装具を装着し外足部への過剰な COP の移動を防ぐ**．また，体幹の反対側への傾斜を防ぎ，中殿筋の収縮と体幹の正中位保持を意識した訓練を行うとよいだろう（図Ⅳ-41）．

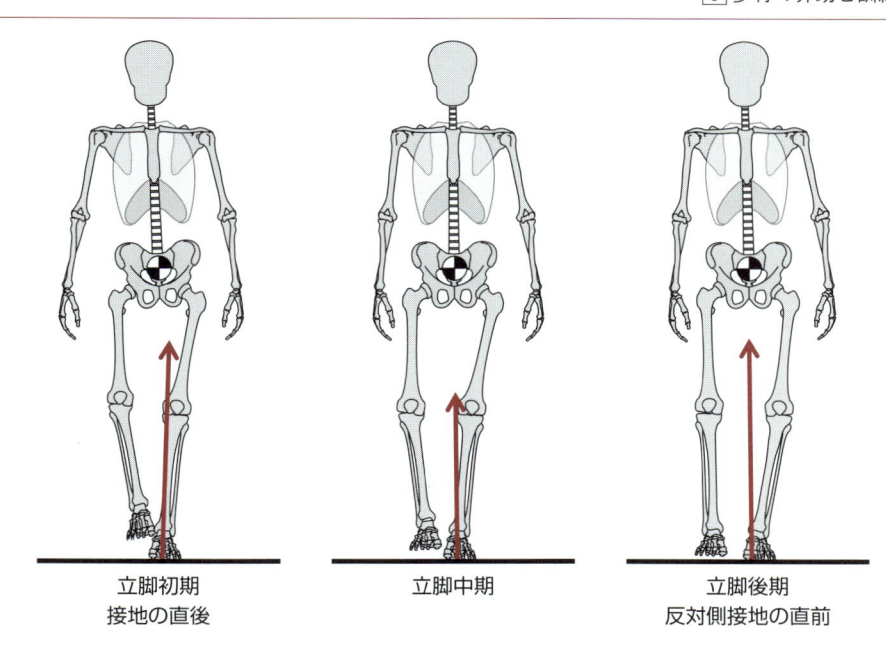

| 立脚初期 | 立脚中期 | 立脚後期 |
| 接地の直後 | | 反対側接地の直前 |

図Ⅳ-38　健常者の歩行（単脚支持期の前額面の動き）

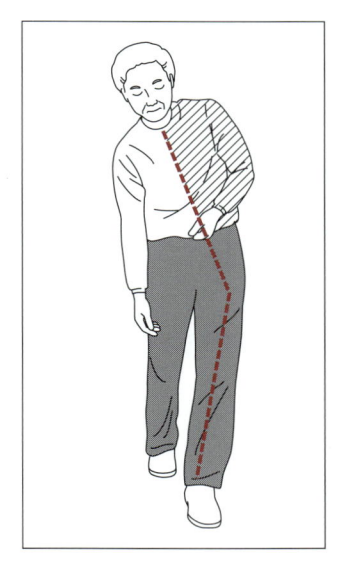

体幹の非麻痺側への傾斜により骨盤の麻痺側への側方移動が増加，健常者よりも大きな外転モーメントが必要となる．

図Ⅳ-39　片麻痺者の歩行前（前額面の特徴）

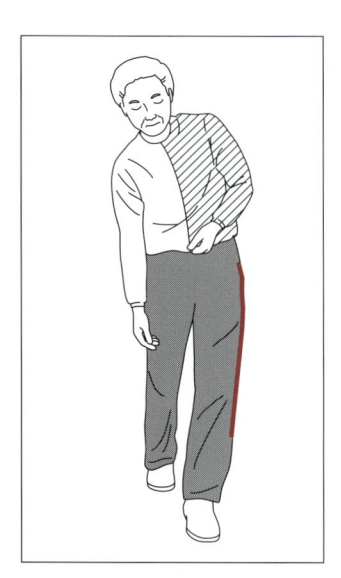

中殿筋の筋力を発揮しなくても，体幹を側方傾斜し，腸脛靱帯を伸長することにより外転モーメントを発揮している．

図Ⅳ-40　腸脛靱帯の伸長による外転モーメントの発揮

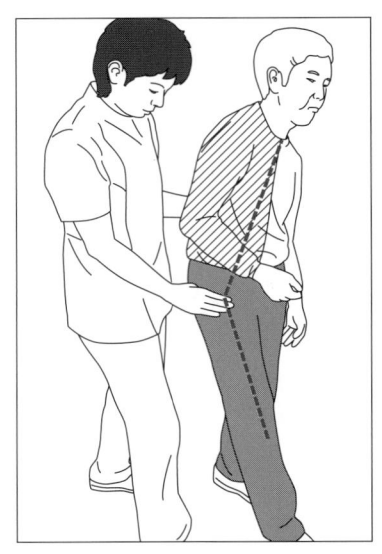

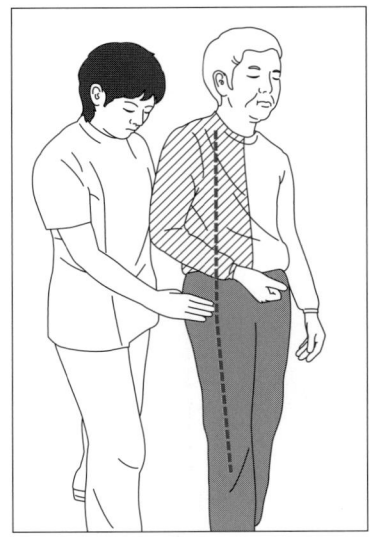

・立脚初期から中期の殿筋群の収縮を補助.
・体幹の側方傾斜を防ぐ.

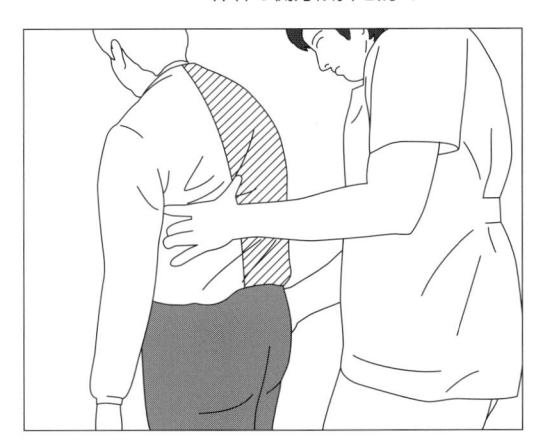

反対側の手は胸郭を固定.

図Ⅳ-41　前額面における荷重移動訓練の注意点

V 階段昇降動作

1 一般的な昇降動作

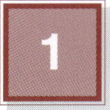

1.1 昇降動作における重心移動

> **CHECK POINTS**
> ・昇降動作における身体重心の移動
> ・昇降動作の下肢関節角度
> ・昇降動作における足の着き方

図V-1に示すように**階段昇降動作の身体重心**の矢状面における軌跡をみると，前方向に移動する時期と上下方向に移動する時期があることがわかる．

平地歩行のような前に進む動作と比べて**身体重心**が昇りであれば上，降りであれば下に移動する距離が大きくなる．このように階段昇降動作は，身体重心を連続で前に移動させながら重力に逆らって持ち上げるもしくは降ろす動作であり，階段を昇降するために**立脚期の股関節と膝関節の屈曲角度**が平地と比べて増加する．これに伴い，平地歩行に比べると下肢関節にかかる負荷も大きくなる．

また，平地歩行では地面に踵から接地することが多いが，階段昇降動作では踏面に前足部から接地することが多くなるため，**足関節の底屈角度**も増加する．

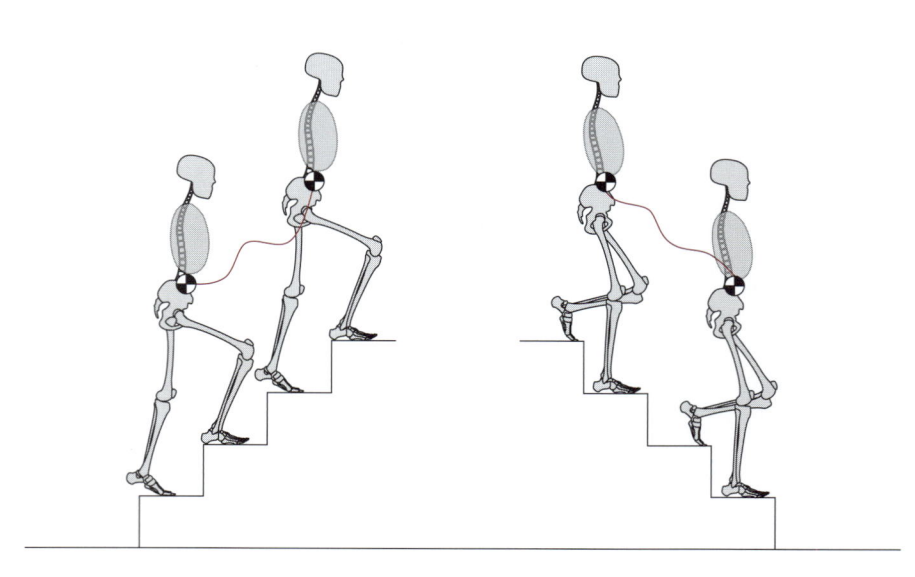

階段昇降動作は重心を前上方，前下方に移動させる動作である．
膝関節と股関節の屈曲角度が増加し，踏面には前足部から接地する．

図V-1　昇降動作の重心の軌跡と下肢関節角度

1.2 階段の昇りと降りの違い（下肢の筋活動の収縮様式）

CHECK POINTS
・昇り動作における筋の収縮様式
・降り動作における筋の収縮様式
・昇りと降りで筋活動の様式が異なる意味

　図V-2に示すように，階段の昇りと降りで発揮される**関節モーメント**の方向は同じであるが，筋の収縮様式に大きな違いがある．

　階段昇り動作では，下肢の筋が関節の動きと同じ方向に働く．例えば下段の足関節は**底屈モーメント**を発揮しながら底屈し，上段の膝関節は**伸展モーメント**を発揮しながら伸展方向に関節が動く．このように関節モーメントの作用と関節の運動方向が一致しているとき，関節は**正のパワー**を発揮しており，**求心性収縮**をしているという（**求心性収縮による関節モーメントは実線の円弧の矢印**〔↷〕**で示す**）．筋が正のパワーを発揮して求心性収縮をするときには，多くの生理的なエネルギーが消費されるので，昇り動作時には心肺機能にも負荷がかかる．

　一方，階段降り動作では，下肢の筋が関節の動きと反対方向に働く．例えば上段の膝関節は**伸展モーメント**を発揮しながら屈曲方向に関節が動き，下段の足関節は**底屈モーメント**を発揮しながら背屈方向に関節が動く．このように関節モーメントの作用と関節の運動方向が反対になるとき，関節は**負のパワー**を発揮しており，底屈筋が**遠心性収縮**をしているという（**遠心性収縮による関節モーメントは点線の円弧の矢印**〔↷〕**で示す**）．筋が負のパワーを発揮して遠心性収縮をするときには，生理的なエネルギーの消費は昇り動作と比較して少ないが，筋が伸長させられた状態で収縮するため，筋自体にかかる負荷が大きくなる．

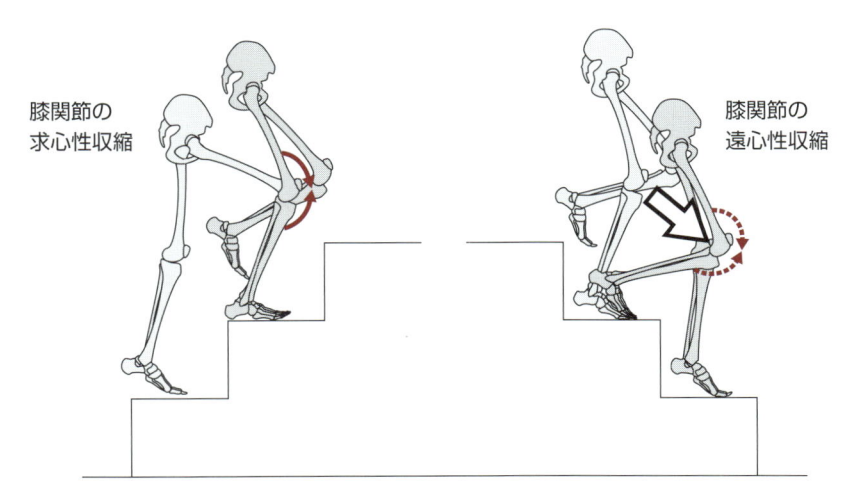

膝関節の求心性収縮　　　　　膝関節の遠心性収縮

筋の作用と関節の動く方向が一致すると求心性収縮．　　　筋の作用と関節の動く方向が反対だと遠心性収縮．

図V-2　昇降動作における筋の収縮様式の違い

1.3 階段の昇りと降りの違い（下肢にかかる負担）

> **CHECK POINTS**
> ・昇降動作時の床反力
> ・昇りに必要な下肢関節モーメント
> ・降りに必要な下肢関節モーメント
> ・階段の降り方と下肢関節モーメントの関係

　図V-3に示すように，**階段昇りの場合**は上段の脚と下段の脚によって身体を前上方に持ち上げる役割がほぼ同時期に行われている．下段と上段に足が接地している**両脚支持期**の間で，**重心**を前上方に持ち上げるために下段，上段の脚の**床反力**が上方向に大きくなる．踏面の幅にもよるが，階段の**床反力前後方向成分**は平地歩行よりも小さい．

　最初に下段の**床反力ベクトル**が前上方に向けて大きくなり，足関節の前方を通過する．このとき下段足関節には**求心性の底屈モーメント**が発揮される．次いで上段の**床反力ベクトル**が上後方に向けて大きくなり，膝関節の後方を通過する．このとき上段の膝関節には**求心性の伸展モーメント**が発揮される．

　よって，階段昇りでは，下段の足関節と上段の膝関節のコンビネーションで，前上方に身体を持ち上げていることがわかる．このように昇段では，足関節と膝関節への負担が大きく重要な役割を担っている．

　図V-4に示すように，**階段降りの場合**でも上段と下段の身体を前下方に降ろす役割がほぼ同時期に行われている．下段と上段に足が接地している**両脚支持期**で，ブレーキをかけながら**重心**を前下方に降ろすために上段，下段の**床反力**が大きくなる．昇り動作と同様に降り動作でも**床反力前後方向成分**は平地歩行よりも小さい．

　最初に上段の床反力ベクトルは前上方に向けて大きくなり，上段の膝関節の後方と足関節の前方を通過する．このとき上段膝関節には**遠心性の伸展モーメント**が発揮され，足関節では**等尺性の底屈モーメント**が発揮されることが多い．次いで，下段の**床反力ベクトル**が上後方に向けて大きくなり，下段足関節の前，膝関節の後ろを通過する．このときにまず下段足関節の**遠心性の底屈モーメント**が発揮され，わずかに遅れて下段膝関節の**遠心性の伸展モーメント**が発揮されて，前下方に身体を降ろしている．このように，降段でも昇段と同様に足関節と膝関節への負担が大きく重要な役割を担っていることがわかる．

　降りの動作は2通りあり，上段の**片脚支持期**後半に**重心**をその脚に残してゆっくり**重心**を下降させるパターンでは，上段の負担が大きくなる．逆にこの時期に**重心**を前方に投げ出すパターンでは，下段の負担が大きくなる．

　昇りは降りよりも大きな生理学的エネルギーが必要であるが，必要な**関節モーメントは昇りも降りもおおよそ同じ**である．

1 一般的な昇降動作

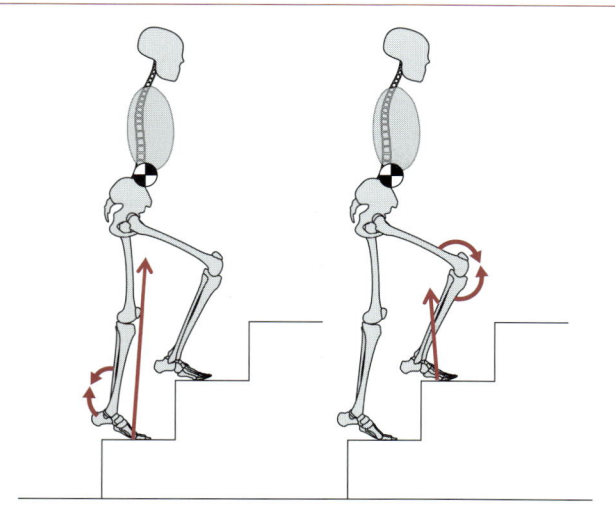

まず下段の足関節底屈モーメントが働く．

即座に上段の膝関節伸展モーメントが働く．

図V-3　昇り動作に必要な下肢関節モーメント

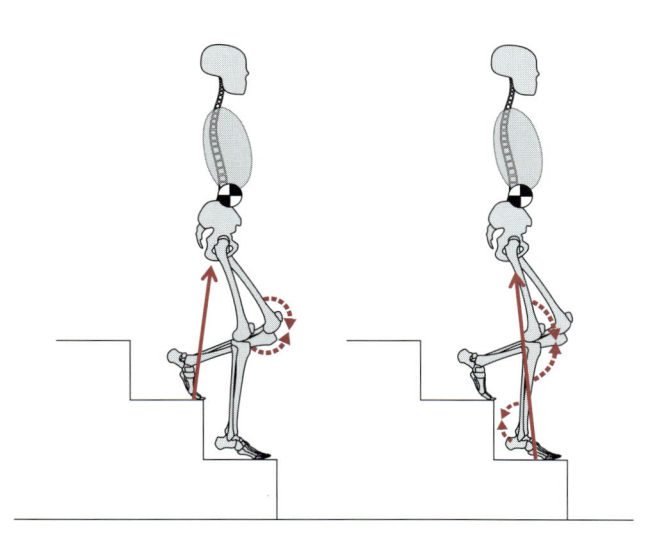

まず上段の膝関節伸展モーメントが働く．
上段の足関節モーメントは等尺性で働くことが多い．

次に下段の足関節底屈と膝関節伸展モーメントが働く．

図V-4　降り動作に必要な下肢関節モーメント

1.4 急な階段と緩やかな階段の昇降の違い① 昇り

> **CHECK POINTS**
> ・急な階段の昇り時の床反力
> ・急な階段の昇り時の体幹と下肢関節角度
> ・昇り動作の体幹前屈角度と腰部, 下肢関節モーメントの関係

図V-5に示すように, **階段の斜度は昇降動作の難易度に大きく関わっている**. 階段の斜度を変化させるには, 足部が接地する踏面を狭くするか, 段の立ち上がりである蹴上げを高くするかである. ここでは, 緩やかな階段は**踏面が広く蹴上げが低い階段**と仮定し, 急な階段は**踏面が狭く蹴上げが高い階段**と仮定して解説を進めたい.

急な階段の昇り動作では, 緩やかな階段昇り動作と比べて, 蹴上げが高くなることで関節の屈曲角度をより大きくする必要がある. したがって筋はより大きな仕事をしなくてはならない. このとき, 緩やかな階段と同様のペースで急な階段を昇ると, **重心の加速度**が大きくなるので**床反力**も大きくなり, そのため足関節の底屈と膝関節の**求心性の伸展モーメント**は大きくなってしまう.

急な階段では, 緩やかな階段の昇り動作と比べて, **体幹前屈角度**にも大きな違いがみられるようになる. 昇り動作時に体幹前屈角度を増加させると, **身体重心**を前方に変位させることができる. この時, 身体重心は股関節からは遠く, 膝関節からは近い位置に移動する. これにより重心を前上方に持ち上げる上段の**膝関節の求心性の伸展モーメント**を軽減し, **股関節の求心性の伸展モーメント**にもその役割を担わせることができる.

一般に股関節周りの筋は膝関節周囲の筋よりも大きいため, 大きな力を発揮することができる. しかし, 体幹前屈角度を大きくしてしまうと, **股関節伸展モーメント**に加えて**腰部伸展モーメント**も大きくなってしまうため, 注意が必要である.

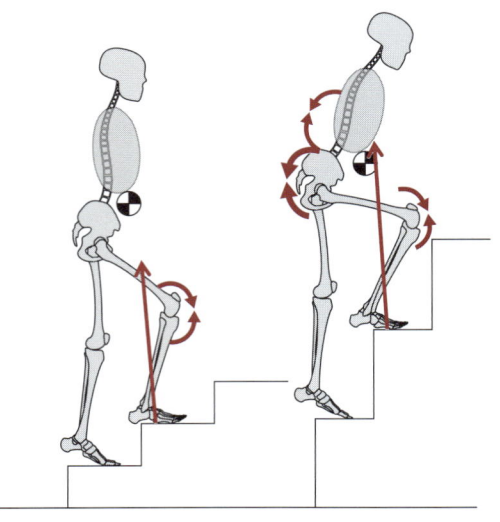

急な階段を昇るときには体幹前屈角度が大きくなる. これにより膝関節伸展モーメントを軽減することができるが股関節伸展と腰部伸展モーメントは大きくなる.

図V-5 緩やかな階段と急な階段の昇り動作の違い

1.5 急な階段と緩やかな階段の昇降の違い② 降り

> **CHECK POINTS**
> ・階段の斜度による体幹角度の違い
> ・階段降り動作で膝関節伸展モーメントを軽減できない理由
> ・急な階段で上段膝関節の負担が増える理由

図V-6に示すように，急な階段の降り動作では緩やかな階段降り動作と比べて，蹴上げが高くなることで身体重心を大きく下方に降ろすことが必要になる．

緩やかな階段では，体幹をやや後傾位にして，**身体重心**を後脚側に変位させた状態で降り動作を行う．体幹が後傾位にあることで，上段下肢の**床反力ベクトル**は股関節の近くに位置するが，膝関節からは離れ，昇り動作よりも**膝関節伸展モーメント**が大きくなる．

急な階段の降り動作では，膝関節を深く屈曲せざるを得ないため，**膝関節の伸展モーメント**を軽減するためにわずかな体幹前傾がみられるようになる．急な階段の昇り動作のように，膝関節の伸展モーメントを軽減するために大きく体幹を前屈してしまうと，**身体重心**が前方に変位して前脚の足部**支持基底面**から出てしまい，転落する可能性があるため注意が必要である．

また，斜度が急で踏面が狭い階段になると，前足部をしっかりと接地して**足関節底屈モーメント**によって身体を下方にゆっくりと降ろすことが難しくなり，膝関節伸展筋の負担は一層大きくなる．このように，急な階段降り動作では，膝関節の負担を補うような動作戦略をとることが難しくなるため，膝関節の負担が大きくなってしまう．

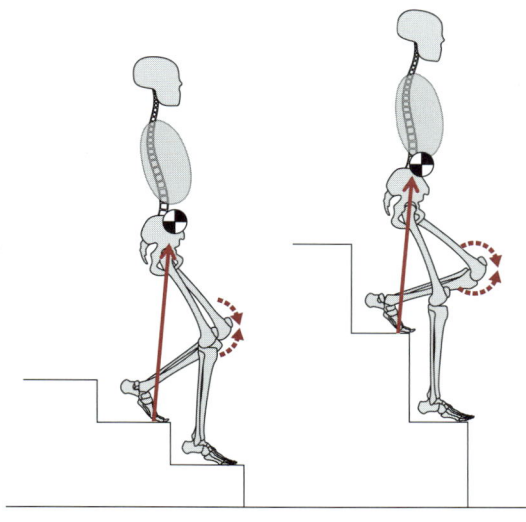

緩やかな階段では体幹を後傾させて膝と足関節で身体を降ろせるが，急な階段では上段下肢の膝関節の負担を補うため体幹がやや前傾するようになる．

緩やかな階段　　急な階段　　図V-6　緩やかな階段と急な階段の降り動作の違い

1.6 階段二足一段と一足一段の違い

> **CHECK POINTS**
> ・二足一段で健側から昇る理由
> ・二足一段で患側から降りる理由
> ・二足一段昇降における膝関節の重要性

　通常セラピストが行う動作練習において，昇段では健側を最初に持ち上げ，降段では患側を最初に降ろすことが多い．図V-7に示すように昇段では，上段の膝関節が周期中で最大の求心性の伸展モーメントを発揮して，身体を上方に持ち上げる．

　二足一段であれば，健側のみにこの役割を担わして，患側のこの役割を免除させることができる．ただしこのときに，患側足関節の求心性底屈モーメントにより，重心を前上方に持ち上げる役割を果たすことが十分にできないので，上段の膝関節にはより大きな負担が生じてしまう．

　図V-8に示すように降段では，上段の膝関節は周期中で最大の遠心性の伸展モーメントを発揮して身体を下方に降ろす．二足一段であれば，健側のみにこの役割を担わして，患側のこの役割を免除させることができる．ただしこのときに，患側の足関節底屈モーメントと膝関節伸展モーメントによる衝撃吸収の役割を果たすことが十分にできないので，重心を上段に残したままゆっくりと時間をかけて膝関節を遠心性収縮せざるを得なくなり，上段の膝関節にはより大きな負担が生じてしまうため注意が必要である．

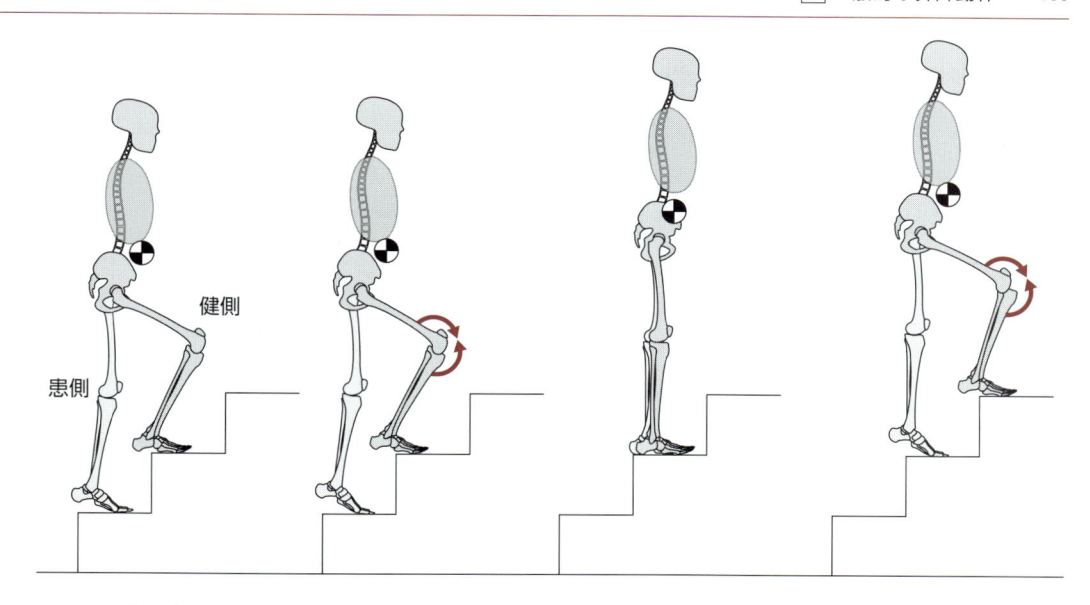

1 一般的な昇降動作　　135

二足一段の昇りでは，健側膝関節の求心性の伸展モーメントを使って身体を上方に持ち上げる．

図V-7　二足一段昇りに必要な下肢関節モーメント

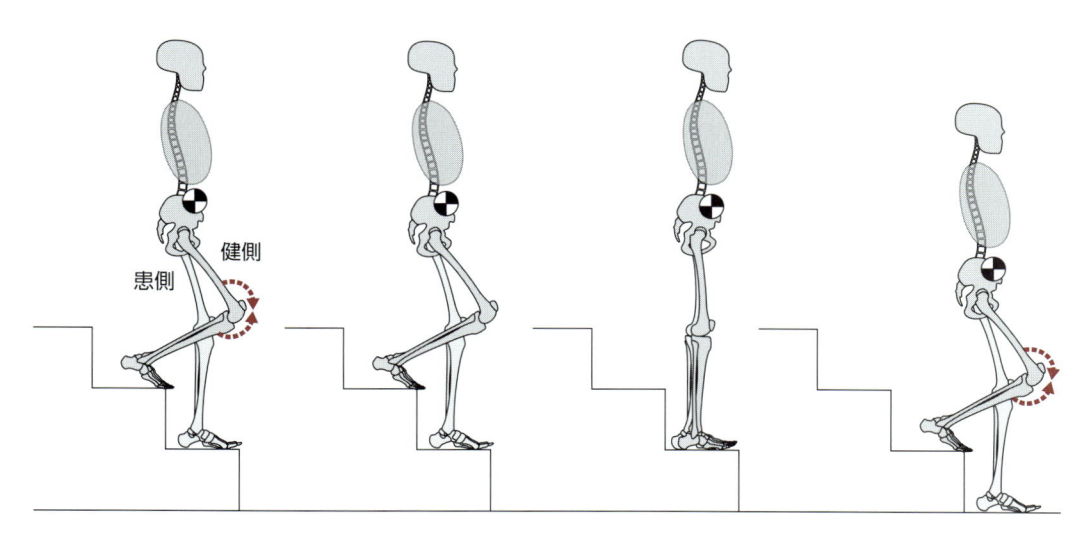

二足一段の降りでは，健側膝関節の遠心性の伸展モーメントを使って身体を下方に降ろす．

図V-8　二足一段降りに必要な下肢関節モーメント

1.7 降り動作で膝を曲げやすくする方法

> **CHECK POINTS**
> ・足部の着き方と床反力ベクトルの傾き
> ・足部の着き方と膝関節伸展モーメントの関係

　階段降り動作では，膝関節を屈曲させることが必須となるが，リハビリテーションの場面では適切な時期に膝関節を屈曲させることができず，棒状に固まった状態で降り動作を行う患者を目にすることがある．降り動作で膝を曲げやすくするためには，足の着き方を工夫する必要がある．

　図V-9のように階段を速く降りるときには，階段の踏面にではなく**段鼻に足部を着くこと**が多くなる．階段の段鼻にスリップするのを止めるようにして足部を着くことで，足底と段鼻の間で大きな後ろ方向の**反力**を生じさせることができるようにするためである．**ブレーキ**として身体に働く後ろ方向の**反力のベクトル**は膝関節の後方を通過しやすくなるため，膝は屈曲方向に曲げる力を受けて曲がりやすくなる．

　大腿義足（膝よりも上部を切断された方の義足）の使用者が，階段を降りるときにわざと足部を段の先のほうに接地させて降りるのを観察する．これは大腿義足の膝には屈伸をコントロールする機能が備わっていないため，足部の着き方で降段時の膝の屈曲をコントロールしているのである．

　また，膝関節疾患者のリハビリテーションの場面でも，足部を段鼻に接地させて膝の屈曲を促すのを目にする．この方法は膝の屈曲を促すことには効果的であるが，段鼻と足底という非常に狭い接地面で動作を行うことになるため，足を滑らせて転倒しないように注意が必要である．また**膝関節の伸展モーメント**による**遠心性収縮**が適切に行えない場合，**膝折れ**を起こすこともあるので注意が必要である．

1 一般的な昇降動作　137

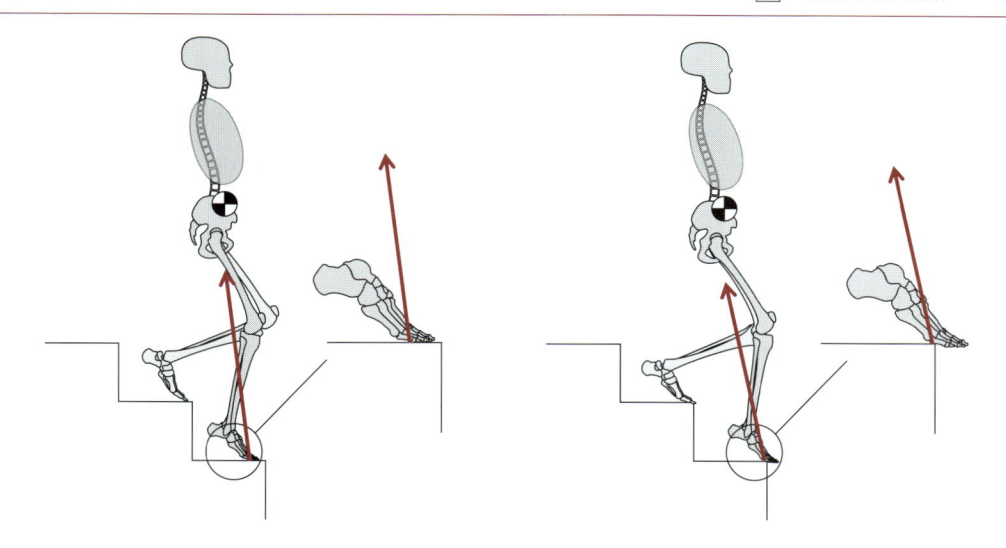

前足部を段鼻の近くで接地させると後方にベクトルを傾けやすくなる．

図Ⅴ-9　踏面への足部の接地方法と床反力ベクトルの傾きの関係

2 福祉用具を用いた昇降動作

2.1 杖を使用した昇降動作

> **CHECK POINTS**
> ・杖を使用した昇降動作と支持基底面
> ・杖の使用により軽減できる下肢関節モーメント
> ・杖の使用と体幹前屈角度

杖を使用した昇降動作では杖による支持点が加わることで，支持基底面を拡大して昇降動作を行うことができる．しかし，昇り/降りともに，杖先は自身が立つ段よりも一段先につかなくてはならない．踏面に着いた杖先が滑ったり，踏面にしっかりと接地し損なったりすると，瞬く間に重心は支持基底面から外れて転倒，転落につながってしまうため注意が必要である．また，杖を使用した昇降動作は二足一段で行うことが原則となる．

図V-10に示すように，昇りであれば上段についた杖先から生じる上方向の反力により，健側である前脚膝関節の重心を前上方に持ち上げる役割の助けとなる．

図V-11に示すように，降りであれば下段についた杖先から生じる上方向の反力により，健側である後脚膝関節により重心を下方に降ろす役割の助けとなる．

また，昇りでも降りでも，杖を前方につくことで体幹を前傾しても腰部の負担が軽減できる．したがって体幹を前傾しやすくなり，これにより膝関節の伸展モーメントも軽減できることになる．

下肢の機能によって昇り降りとも杖にかかる反力は異なってくるが，平地歩行よりも大きな反力が杖にはかかるため，対象者の上下肢の機能や杖の種類を考慮する必要がある．

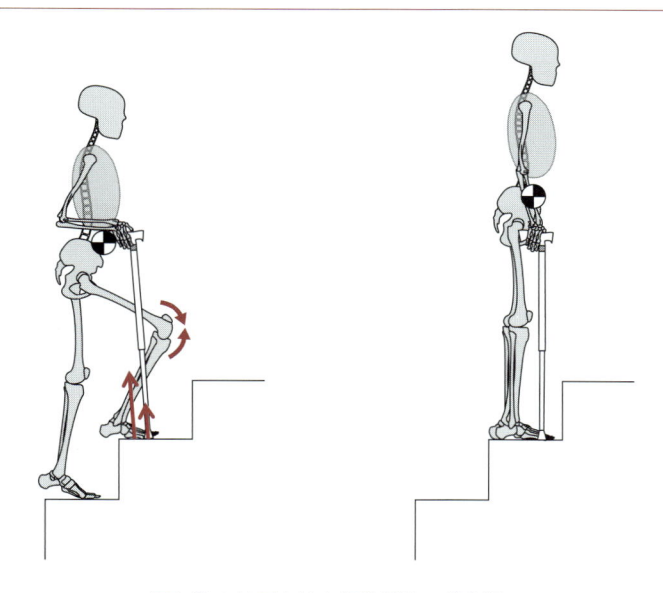

昇り時の杖反力は上段膝関節の求心性の
伸展モーメントを軽減する.

図V-10　昇り時の杖反力と下肢関節モーメント

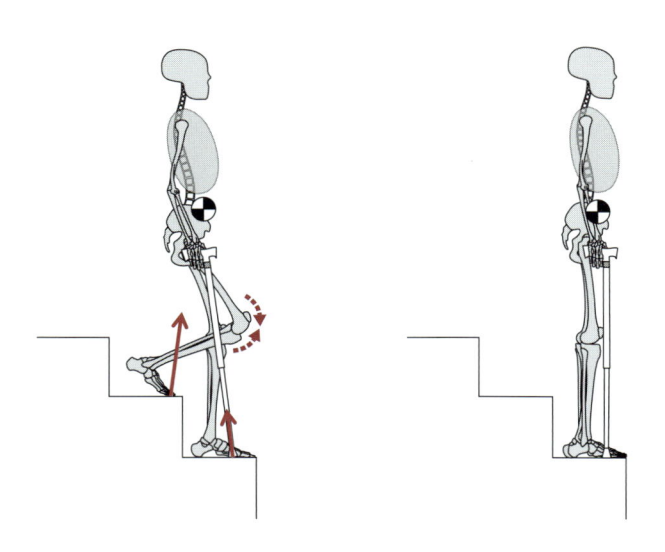

降り時の杖反力は上段膝関節の遠心性の
伸展モーメントを軽減する.

図V-11　降り時の杖反力と下肢関節モーメントの関係

2.2 手すりを使用した昇降動作

CHECK POINTS
- 手すりを使用した昇降動作と支持基底面
- 昇降における杖と手すりの支持基底面の違い
- 手すりが転倒，転落防止に有効な理由

　階段昇降動作は，高さの違う踏面から踏面に足部のみで構成される**支持基底面**を連続で移動させる必要があるため，非常に不安定な動作である．このような理由から階段昇降動作時の転倒，転落事故が多数報告されている．**手すりの使用**は階段昇降動作におけるバランスの保持に大きく寄与するため，階段昇降動作時の転倒や転落の防止に有効である．また，杖のように杖先を着き損なうというリスクも回避できるため，自立した昇降動作において手すりは最も有効なツールである．

　図V-12に示すように，杖使用時の支持基底面は，杖の先から後脚足部の踵までが支持基底面になる．重心がこの支持基底面の外に出てしまうと，**重力によるモーメント**を自らコントロールすることができなくなるので，支持基底面を拡大して重心を支持基底面の中に位置させなければならない．杖を使用する際には，この支持基底面の中に重心を入れるように杖を着くか，足の位置を変えて支持基底面を拡大する必要がある．

　一方図V-13のように，手すりを把持した場合には，手すりを後方に引けば支持基底面上に重心がなくてもその位置を保持することができる．これは，杖では床を押す力しか加えられないのに，手すりでは引く力を加えられることで重力によるモーメントを**手すりの反力**によってコントロールすることができるからである．

　このように手すりを使用した際には，段に足部を引っかけて，足部の支持基底面から重心が大きく外れてしまうようなケースでも，手すりを把持する力を生じさせれば転倒や転落を防ぐことができる．

2 福祉用具を用いた昇降動作　141

危ない！！！　　　　　　ギリギリセーフ！

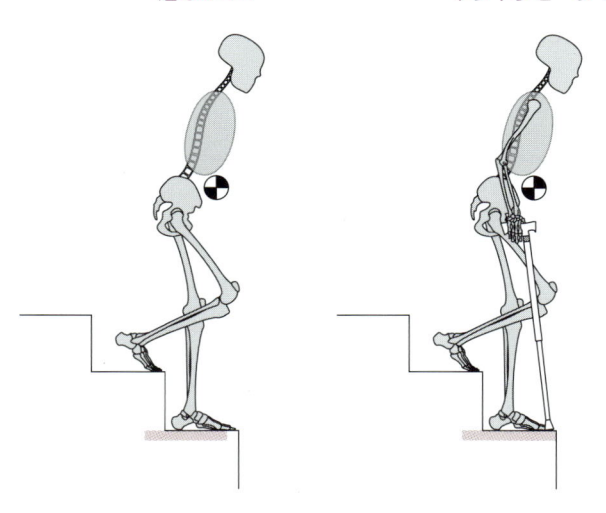

通常の支持基底面　　　杖を着いたときの支持基底面

図V-12　杖，手すりの有無と支持基底面

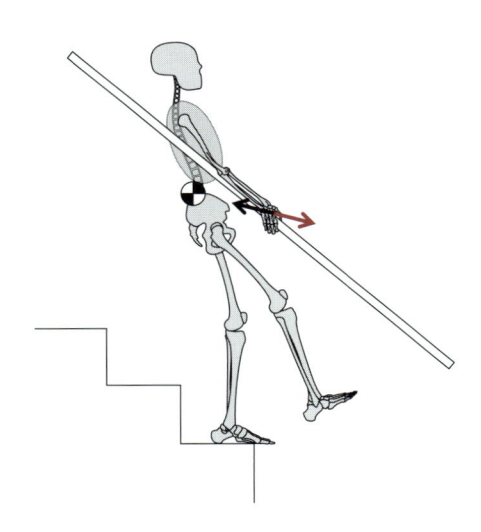

支持基底面から重心が外れて転びそうな姿勢でも
手すりを引っ張ると姿勢が保持できる．

図V-13　支持基底面から重心が外れても転ばない理由

2.3 手すりの使用による関節モーメントの軽減

CHECK POINTS
- 昇降動作における手すり反力
- 昇り動作時の手すり反力と下肢関節モーメントの関係
- 降り動作時の手すり反力と下肢関節モーメントの関係

　手すりの使用は転倒や転落の防止に有効なだけでなく，**手すりの反力**により昇降動作時の負担を軽減することができる．

　昇り動作では手すりを把持して，肘関節の屈曲筋や肩関節の伸展筋によって**後ろ下方向へ引くことで，その反作用である前上方への反力を推進力として利用**することで重心を前上方に持ち上げることができる（**図Ⅴ-14a**）．この前上方への反力を利用することで，体幹前屈角度を減少させて股関節や腰部の負荷を軽減しながら階段を昇ることが可能となる．また，階段の手すりは階段の斜度に合わせて設置されているため，前上方向への反力が**膝関節伸展筋と足関節底屈筋の求心性収縮**により，重心を前上方に持ち上げる役割を補助する．

　降り動作では手すりを引かず，肘関節の伸展筋と肩関節の屈曲筋で前下方に押すように使用すると，後ろ上方向の反力を生じさせて**膝関節と足関節底屈筋の遠心性収縮**による重心を下方に降ろす役割を補助することができる（**図Ⅴ-14b**）．また，手すりを使用すると体幹を前傾しても腰部の負担がそれほど増えないので，楽に体幹が前傾できる．すると**膝関節伸展モーメント**が減少できるので，その意味でも手すりの使用は非常に有効である．

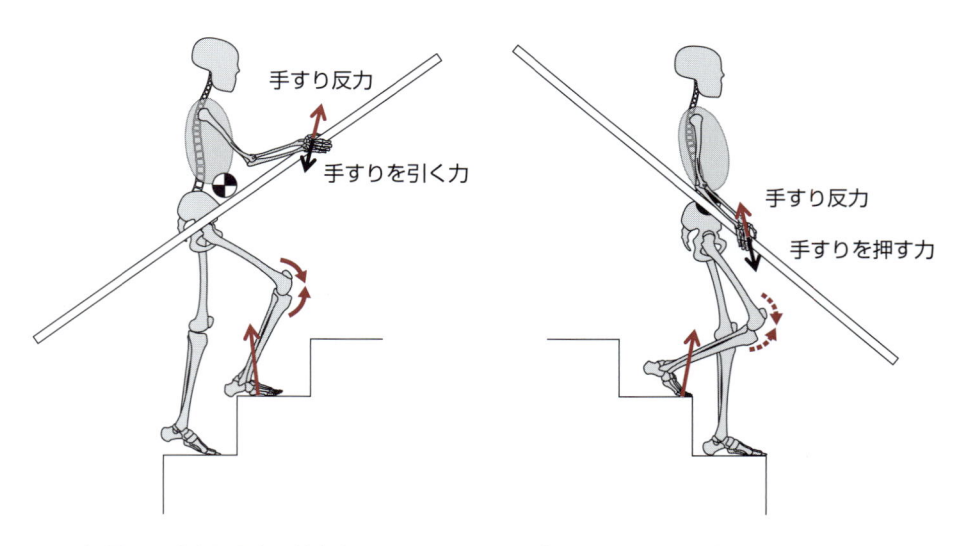

a) 昇りの手すり反力は前上方への推進力となる．

b) 降りの手すり反力は後ろ上方への制動力となる．

図Ⅴ-14　昇降動作の手すり反力と下肢関節モーメント

2.4 階段昇降機の役割

CHECK POINTS
・階段の高低差と仕事量
・仕事を遂行する能力を補う階段昇降機

　ここでは**力学的仕事**の話をしたい．人体は静止している状態でも筋活動があるが，これを**等尺性収縮**と呼ぶ．この状態で，筋は力学的には仕事をしていない（ただしこの状態でも生理学的なエネルギーは消費されている）．ある関節に屈曲の関節モーメントが発揮されている状態でその関節が屈曲すれば，**関節モーメントと屈曲角度（可動域）の積に相当する力学的な仕事**をする．このとき，関節の屈曲の分だけ身体の**位置エネルギー**あるいは**運動エネルギー**が増加する．静止状態では，筋が仕事をしないので**力学的エネルギー**が増加しないのである．

　平地歩行では全身で見ると，**求心性収縮**によりエネルギーが増加された分だけ，**遠心性収縮**のエネルギーが減少する．しかし，**階段昇りでは位置エネルギーを増加**させる必要があるため，全身で見ると求心性収縮が優勢である必要がある．また，この求心性収縮による仕事量は，平地歩行に比べて格段に大きい．このように，本人の体重と階段の高低差が決まってしまうと，どんな姿勢で昇ろうと杖を使おうと手すりを使おうと，全身の筋がするべき仕事の量は決まっている．姿勢を変えたり杖や手すりを使うと昇りが楽になるのは，負担の配分を変えることで**負担感**が軽減できるにすぎない．

　したがって，全身としてそれだけの仕事を遂行できない場合には，どうしても**動力付きの階段昇降機**を使わざるを得ない．階段降りの場合には遠心性収縮による（負の）仕事が必要で，これについても本人の体重と階段の高低差で決まってしまう．力学的には負の仕事だが，昇りとほぼ同等の関節モーメントの値が必要とされる．したがってこれを発揮できない場合には，**図V-15**のように動力付きの階段昇降機を使わざるを得ない．

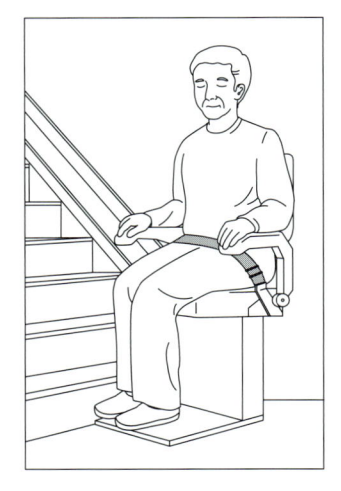

図V-15　階段昇降機の役割

3 昇降動作の介助

3.1 階段昇りの介助

CHECK POINTS
・膝関節の固定
・重心の移動方法

　二足一段で昇段動作を行う場合，上段下肢の膝関節伸展モーメントが大きくなり，上段膝関節の負担が大きくなる．膝関節伸展筋力が弱い高齢者などは，階段を昇ろうとしたときに膝関節伸展モーメントが十分に発揮されず，膝関節が前方へ移動し，図V-16のように急激な膝関節屈曲（膝折れ）が起こってしまう．急激な膝関節屈曲により痛みが生じる変形性膝関節症の患者などは，膝折れによる痛みの出現が恐怖であり，手すりにしがみつき，勢いをつけて昇ろうとする．

　膝関節伸展モーメントを大きくせず，股関節伸展モーメントによって昇りを行うためには，図V-17のように補助をする．
　①膝関節中心が前方へスライドしないように前方から抑える
　②膝関節を中心として大腿が前方へ回転するように，骨盤を前上方へ回転させる

　補助をするとき，ズボンを引き上げるのではなく，坐骨を下方から支持し，骨盤を前上方へ押し上げるようにするとよい．このとき，体幹が前傾すると坐骨が後下方へ押し出されるため，図V-18のように
　①手すり等を使用し体幹を正中位に保持する
　②お尻を締めるように力を入れるよう口頭指示をする
　と股関節伸展モーメントが働きやすい．

　また，上段下肢の膝関節伸展モーメントを減らすために，両脚支持期に重心を十分に前方移動させる必要がある．

3 昇降動作の介助　145

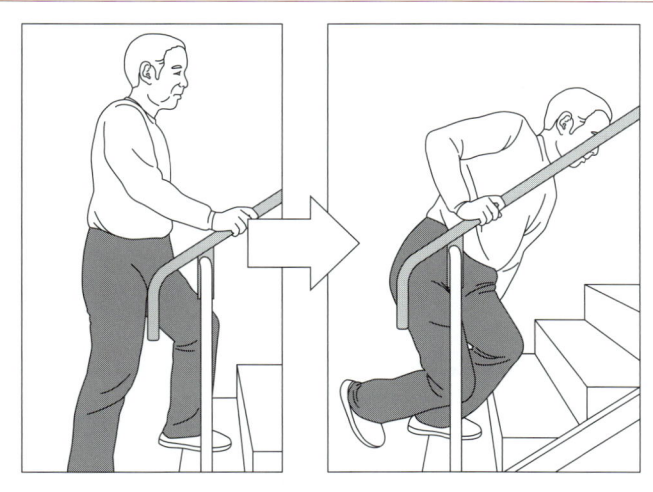

膝関節伸展筋群の筋力が弱いと，膝折れが起こる．
図Ⅴ-16　昇段動作における膝折れ

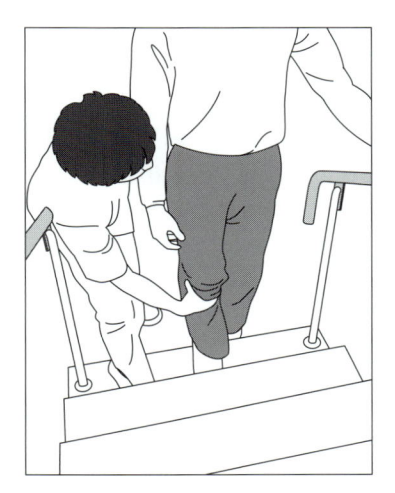

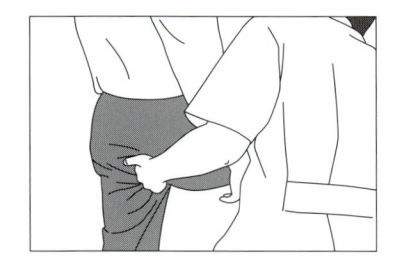

上段の膝を前方から抑え，坐骨を前上方へ押し上げる．
図Ⅴ-17　昇段の介助

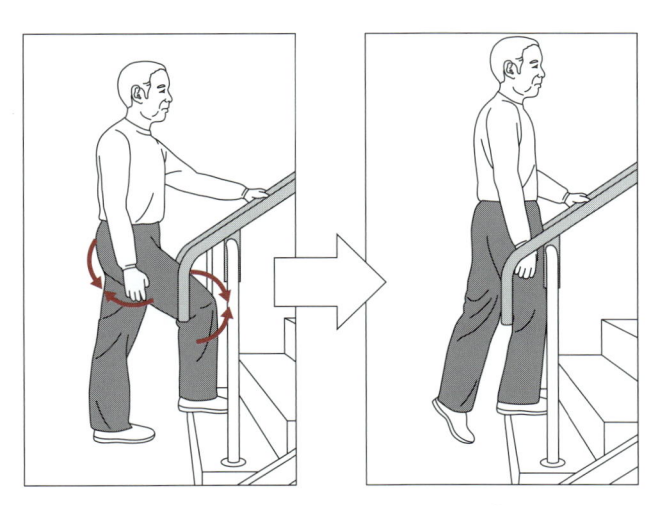

図Ⅴ-18　お尻を締めるように口頭指示

3.2 階段降りの介助① 階段降り両脚支持期における補助，恐怖心の軽減

CHECK POINTS
- 両脚支持期での重心移動
- 恐怖心の軽減
- 手すりの使用方法

　階段の降り動作は，階段の上部から下部を見下ろすため，転げ落ちるのではないかという恐怖心が起こりやすい．本来，階段の降り動作は，重心を前下方へ移動させる動作であるが，恐怖心が生じると，重心の前方移動を起こさないため，体幹を前傾し，骨盤を後方へ引いたまま降りようとする．このまま上段の下肢を下ろそうとし，片脚支持期を迎えると，図Ⅴ-19のように下段下肢への重心移動が十分起こらず，支持基底面後方へ重心が残ったままになり，しりもちをつくように転倒する．

　階段降り動作での**恐怖心を軽減**するため，介助者は対象者の前側方へ立ち，階段の下段から対象者に向かい合うようにする．二足一段で降りる場合，図Ⅴ-20a）のように
①先に下ろした足が接地した後，骨盤を後方から軽く押し出し
②両脚支持期に重心が前方へ十分移動するように介助をするとよい

　図Ⅴ-20b）のように，骨盤を押し出す力は軽い力で，矢状面から見たとき，先に下ろした下肢の足部まで骨盤位置が移動するまで介助する．また，手すりを持つ位置は，先に下ろす段の少し前を持つよう対象者に指示し，両脚支持期では**少し手を手前に引く**ように指導すると，**重心の前方移動**が起こりやすい．

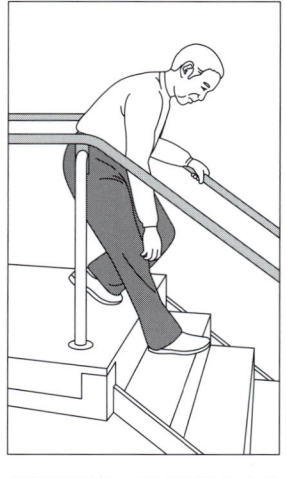

骨盤を後方へ引いて降りようとすると転倒しやすい．

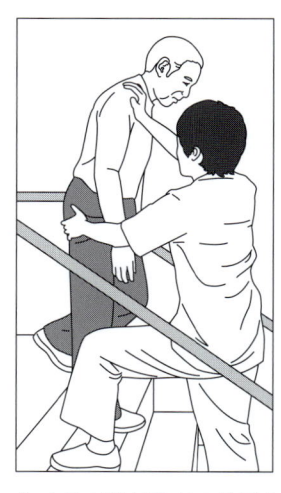

図Ⅴ-19　降段動作の特徴

a）介助者は対象者の前側方に立ち，骨盤を後方から軽く押す．

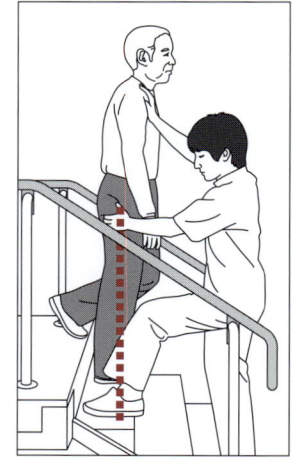

b）先に下ろした足部の位置まで骨盤が移動するように誘導する．

図Ⅴ-20　降段の介助

3.3 階段降りの介助② 二足一段の降段動作における先に下ろした下肢の補助

CHECK POINTS
・膝関節の固定
・重心の移動方法

　二足一段で降段する場合，上段下肢の膝関節は，膝関節を屈曲させながら大きな伸展モーメントを発揮しなくてはならない．脳卒中片麻痺者などでは，麻痺側の膝関節伸展筋群，股関節伸展筋群の随意的な収縮が困難となり，膝関節を屈曲した状態で身体位置を保持することが難しくなるため，患側を先に下ろし，健側を揃える方法をとることが多い．

　健側膝関節伸筋群により**伸展モーメント**を発揮し，患側足部が接地した後，両脚支持期で重心を前方に移動させ，先に下ろした患側下肢の片脚支持期を迎える．このとき，骨盤前方移動が十分に行われず，重心位置が膝関節中心よりも後方にあると，**図V-21**のように**急激な膝関節の屈曲（膝折れ）**が起こって転倒する．

　介助をする場合は，**図V-22**のように，
①両脚支持期と同様に片手で骨盤を後方から軽く押す
②膝関節が前方へスライドしないように前方から抑える

　強く前方から抑えすぎると，膝関節が過剰に伸展してしまうため，前方に手を置いておく程度でよいだろう．基本的に麻痺側の片支持期の動作中に膝関節や股関節の動きを制御することは，対象者自身にも難しいため，両脚支持期の間に十分重心が前方へ移動しているか，介助者自身が確認すること，急いで上段の下肢を下ろそうとしないよう対象者へ指示することが重要である．

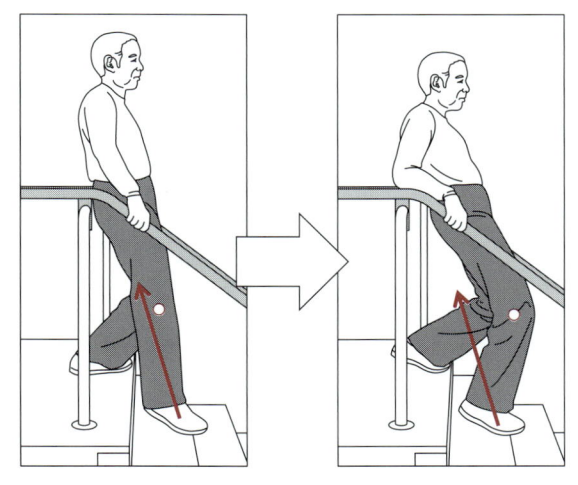

骨盤の前方移動が十分に移動しないと，
先に下ろした下肢が膝折れをする．

図V-21　降段動作における膝折れ

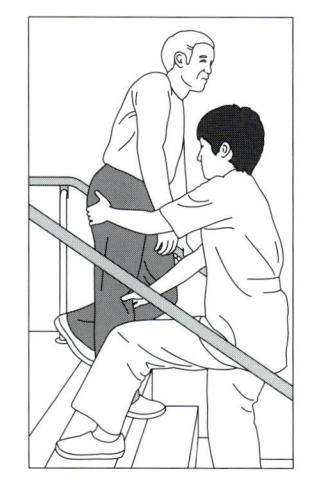

前方から膝を抑え，後方から
骨盤を軽く押し出す．

図V-22　降段の介助

3.4 階段降りの介助③ 二足一段の降段動作における後に下ろす下肢の補助

CHECK POINTS
- 上段下肢に問題がある場合の注意点
- 先に下ろした下肢との関係

　二足一段の降段動作では，重心を上段に残したまま健側下肢の膝関節伸展筋を**遠心性収縮**させて重心を下方へ移動させることにより，患側下肢を先に下ろし，患側下肢の負担を軽減させることができる．しかし，高齢者では，健側とはいっても両側性に膝関節疾患を抱えているため十分な膝関節屈曲角度が得られない場合や，臥床による廃用性筋委縮により筋力が低下している場合がある．

　高齢者に限らず，上段下肢の**膝関節屈曲角度**が増すことにより痛みが生じて降段が困難となる場合は図V-23のように，
　①踏面の前方に底屈位で足部を接地させる
　②上段下肢の膝関節屈曲時に骨盤を前方へ移動させる
　ことにより**屈曲角度**や**伸展モーメント**を減らすことができる．

　上段下肢の片脚支持期では，反対側下肢（患側下肢）は遊脚期であり，接地の直前である．その場合は，上段下肢の膝関節への負担を軽減させるため，下段下肢の接地時に「V 3.3 階段降りの介助② 二足一段の降段動作における先に下ろした下肢の補助」（→147頁）で示したような補助をすることにより，骨盤の前方移動が可能になることがある．上段下肢の負担を減らすためには，**下段にある下肢の補助**を適切に行うことが重要である．

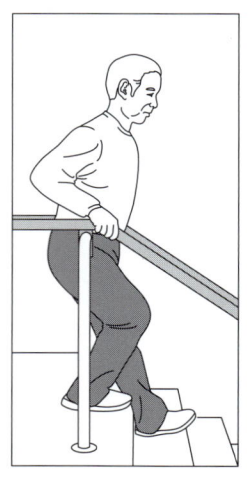

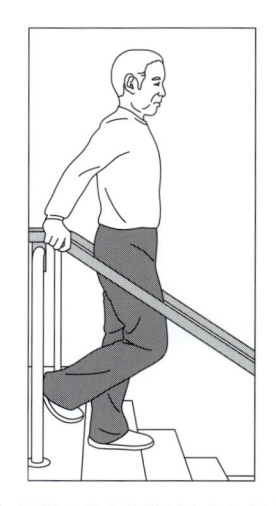

a) 骨盤の前方移動が不十分な場合．　　b) 骨盤の前方移動が十分な場合．

上段下肢を前方へ接地し，骨盤を前方へ移動させることにより上段下肢の膝関節屈曲角度や伸展モーメントを減らすことができる．

図V-23　上段下肢の負担の違い

VI
持ち上げ・移乗動作

1 一般的な持ち上げ動作

1.1 物の持ち上げ動作と腰部負担①

> **CHECK POINTS**
> ・物の持ち上げと腰部モーメント
> ・荷物とHATの重心の合成
> ・腰部モーメントが示す腰部負担

「Ⅰ バイオメカニクスの基本事項」で説明したように，腰部負担の指標として考えられる**腰部モーメント**は，腰部関節中心（ここでは第4，5腰椎間とする）から**HATの重心**の水平距離が大きくなるとそれに比例して大きくなる．しかし，物の持ち上げ動作では，**図Ⅵ-1**に示すように，腰部関節中心からHATの重心までの水平距離でなく，持ち上げる**荷物の重心とHATの重心を合成した重心**までの水平距離によって腰部モーメントを考える必要がある．

例えばHATの質量が40 kgで荷物の質量が10 kgとする．HATの重心と荷物の重心にはそれぞれ400 N（≒ 40 kg×9.8）と100 N（≒ 10 kg×9.8）の重力がかかることとなる．重さの比は4：1となるので，距離の比が1：4となる位置に合成した重心が位置する．この重心位置にHATと荷物にかかる重力を合計したF：500 Nがかかることになるので，500 Nと腰部関節中心から身体と荷物の合成重心までのレバーアームLの積によって，腰部伸展モーメントMを求めることができる．荷物を腰から離して持つと，このレバーアームが長くなるので，腰部伸展モーメントが大きくなる．

腰部伸展モーメントは主に背筋にかかる負担を示す指標となるので，物持ち上げ動作時には腰背部の筋の負担が大きくなることがわかる．

1 一般的な持ち上げ動作　　151

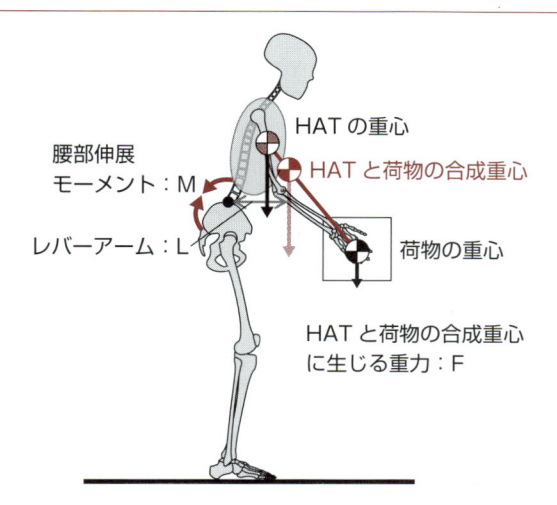

荷物を腰から離して持つとレバーアームが長くなり，腰部伸展モーメントが増加する．

図Ⅵ-1　持ち上げ動作の腰部伸展モーメント

1.2 物の持ち上げ動作と腰部負担②

CHECK POINTS
- 腰部負担と椎間板圧縮力
- 体幹前屈時の椎間板圧縮力
- 腰部モーメントと椎間板圧縮力の関係

前項で解説した腰部モーメントは，主に腰背部の筋負担であるが，他の腰部負担を示す指標として，椎間板を圧縮する力（椎間板圧縮力）がある．この力が大きくなると，椎間板ヘルニアや腰椎の圧迫骨折を招いてしまう．腰部障害発生予防の観点から，「3,400 N 以上（約 340 kg）の力が椎間板にかかる作業を行わない」という国際的な安全基準も存在する．

椎間板圧縮力の算出は筋の負担と比べると少し複雑であるが，簡単に説明してみたい．図Ⅵ-2 のように船のマストが脊柱，マストの根元が腰部関節中心として考える．図Ⅵ-2a）のように船の左右の質量比が等しいマストが真っ直ぐに立っていてロープで支えずにバランスを保つことができていると仮定すると，マストの根元にかかる力≒マストに加わる重力となる．これは体幹直立姿勢における HAT の重心にかかる重力≒椎間板圧縮力の関係と似ている．

一方，図Ⅵ-2b）のように左右の質量比の異なるマストが傾いていて，ロープを引っ張ることでマストが倒れないよう保持している場合，マストの重力だけでなく，ロープを引く力もマストの根元に加わる．この場合マストの根元にかかる力は非常に大きくなる．

マストの重心にかかる重力をマストの傾斜に合わせて分解すると，マストの支柱と平行に生じる力 F_1 とロープを引く力 F_2 の和がマストの根元に加わる．ロープを引く力は背筋力に例えることができるため，持ち上げ動作時には体幹の傾斜方向に合成重心に生じる重力を分解した力 F_1 だけでなく，大きな背筋力 F_2 も椎間板を圧縮する力となる．

荷物を持ち上げると腰背部の筋力が大きくなるので，腰の関節中心の椎間板圧縮力が大きくなると考えることができる．この椎間板圧縮力は，標準体重の者が膝を伸ばしたまま 20 kg の物を持ち上げると 3,400 N 以上の力が椎間板に加わるといわれている．また，腰部伸展モーメントは腰背部筋が出す力と比例して大きくなるため，腰部伸展モーメントが大きくなれば，椎間板圧縮力も大きくなると考えることができる．

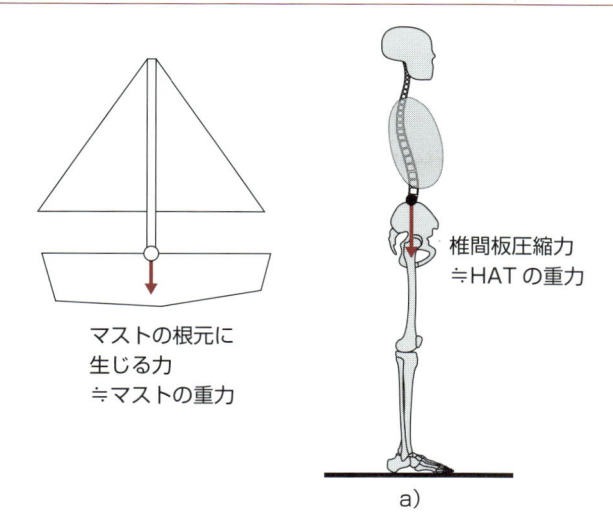

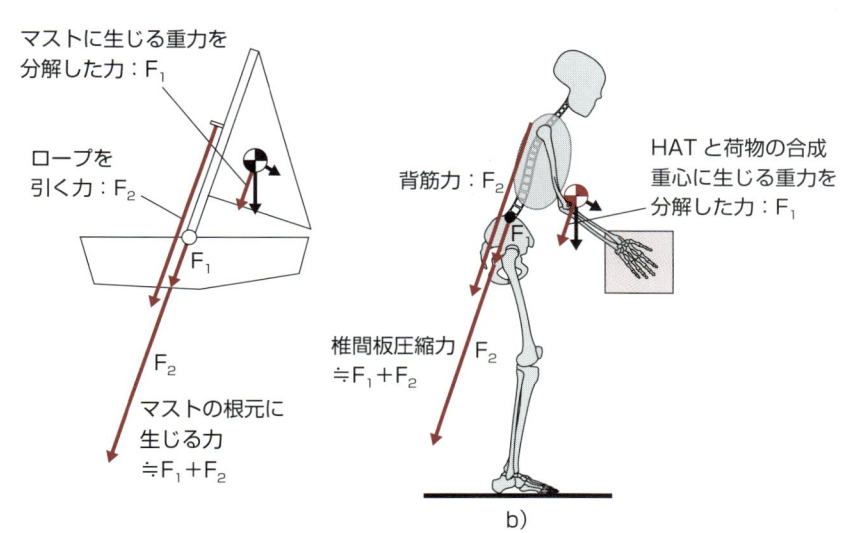

1 一般的な持ち上げ動作

持ち上げ動作時に大きな背筋力を発揮すると，椎間板圧縮力が大きくなる．
椎間板圧縮力と腰部伸展モーメントは比例関係にある．

図Ⅵ-2 持ち上げ動作の椎間板圧縮力

1.3 重い荷物の持ち上げ動作

> **CHECK POINTS**
> ・HAT の重心にかかる重力によるモーメント
> ・荷物の重心にかかる重力によるモーメント
> ・重い荷物の持ち上げで腰部負担が増加する理由

図Ⅵ-3a) に示すように，荷物の質量が大きくなると，HAT と荷物の合成重心にかかる重力 F が大きくなるだけでなく，合成重心が腰部関節中心から離れて，レバーアーム L も増加するために腰部伸展モーメント M が大きくなる．この現象は HAT と荷物の重心それぞれにかかる重力によって生じるモーメントを合計することによっても説明することができる．

図Ⅵ-3b) に示すように，HAT の重心にかかる重力 F_1 と腰部関節中心から HAT の重心までの距離 L_1 の積によって，体幹の自重によるモーメント M_1 を求めることができる．荷物を持ち上げているときには，荷物の重心にかかる重力 F_2 と腰部関節中心から荷物の重心までの距離 L_2 の積によって，荷物の重さによるモーメント M_2 を求めることができる．M_1 と M_2 を合計したモーメント M が体幹前屈方向に働くので，身体はこれに拮抗した腰部伸展モーメントを発揮することが必要となる．

荷物の質量が大きくなると M_2 が大きくなるため，モーメント M が大きくなるので，同じ姿勢で荷物を持ち上げていてもより大きな腰部伸展モーメントが必要となる．

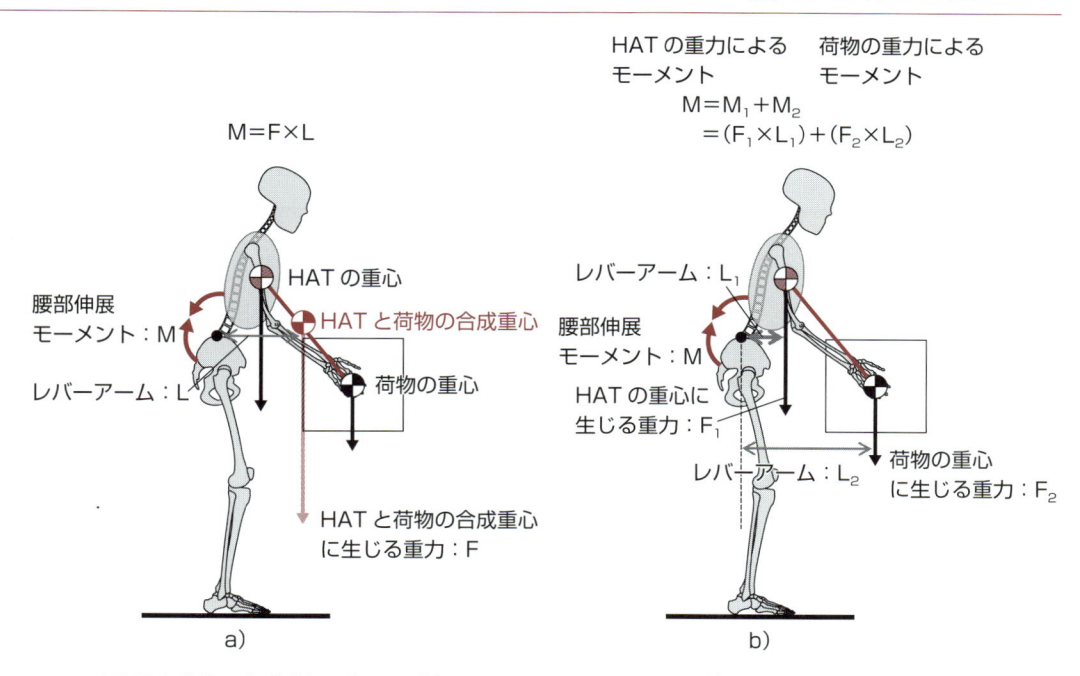

1 一般的な持ち上げ動作　155

HATの重力による　　荷物の重力による
モーメント　　　　　モーメント

$M = F \times L$

$M = M_1 + M_2$
$= (F_1 \times L_1) + (F_2 \times L_2)$

HATの重心
HATと荷物の合成重心
荷物の重心
腰部伸展モーメント：M
レバーアーム：L
HATと荷物の合成重心に生じる重力：F

レバーアーム：L_1
腰部伸展モーメント：M
HATの重心に生じる重力：F_1
レバーアーム：L_2
荷物の重心に生じる重力：F_2

a)　　　　　　　　　　　　b)

HATと荷物の合成重心に生じる重力のモーメントは，HATの重力のモーメントと荷物の重力のモーメントの和と等しい．

図Ⅵ-3　重い荷物の持ち上げ動作の腰部伸展モーメント

1.4 姿勢の異なる持ち上げ動作

> **CHECK POINTS**
> ・Squat 姿勢と Stoop 姿勢
> ・2 つの姿勢による持ち上げの腰部負担
> ・Squat 姿勢を行う際の留意点

　物を持ち上げるときに，図Ⅵ-4a）に示すような体幹を前屈しないで膝屈曲角度が大きな持ち上げ姿勢（**Squat 姿勢**）が推奨されている．一方で，図Ⅵ-4b）のような体幹を前屈させて膝屈曲角度が小さな持ち上げ姿勢（**Stoop 姿勢**）は禁忌とされている．一般に Stoop 姿勢では，Squat 姿勢より腰部負担が大きくなるといわれているが，実際は違う場合もある．

　Squat 姿勢では，体幹の前屈角度は小さいが，**膝を大きく屈曲すると，骨盤が後傾しやすくなるため腰部関節中心から荷物の重心位置が離れてしまい，腰部伸展モーメント**が大きくなる．また HAT の重心は腰部関節中心の近くにあるものの，荷物の重心は離れた位置にあるので，荷物の重さが重くなると HAT と荷物の合成重心が腰部関節中心から離れて，腰部伸展モーメントが大きくなる（**図Ⅵ-4a 左**）．

　一方 Stoop 姿勢では，**股関節を軸に体幹前屈することができれば，腰部関節中心を荷物の重心に近づけることができる**．また HAT の重心の直下より腰部関節中心に近い位置で持ち上げを行えば，荷物が重くなっても HAT と荷物の合成重心は腰の関節から離れることはない．先行研究においても，**腰部モーメントの観点から考えると，2 つの姿勢の腰部負担には差がない**といわれている．

　ただし，**Squat 姿勢で骨盤後傾をしないように留意**し，荷物の重心から腰部関節中心が離れないように気をつければ，Stoop よりも腰部負担は小さくなる（**図Ⅵ-4a 右**）．ウェイトリフティングの選手がバーベルを持ち上げるとき，骨盤をしっかりと前傾させてから持ち上げる体勢に入るのはこのような理由のためである．

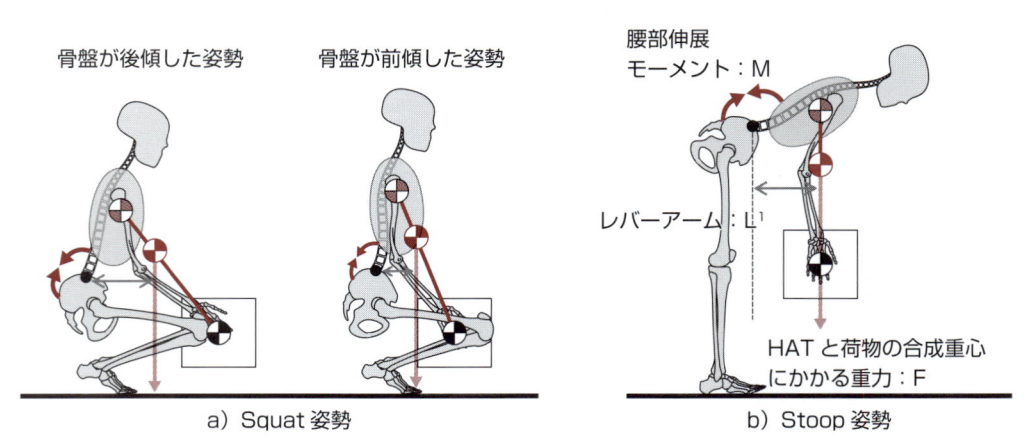

a) Squat 姿勢　　　　b) Stoop 姿勢

Stoop 姿勢と Squat 姿勢では腰部モーメントの大きさが変わらない場合がある．しかし，Squat 姿勢で荷物の位置や姿勢に気を配れば，腰部伸展モーメントを軽減することができる．

図Ⅵ-4　姿勢の異なる持ち上げ動作の腰部伸展モーメント

1.5 持ち上げる速さの違いと腰部負担

CHECK POINTS
- 持ち上げる速さと慣性力
- 慣性力を大きくする要因
- 慣性力と腰部負担の関係

勢いよく物を持ち上げた瞬間に腰を痛めるシーンをテレビなどでみることがあるが、これには理由がある。勢いよく物を持ち上げると荷物の重心には**慣性力**が加わる。この力は**物体がもとの位置に留まっていようとする力**であり、物体の質量の大きさと持ち上げる加速度の大きさに比例して大きくなる。この図の場合は物体が上に加速されるため慣性力が下向きに生じる。

図Ⅵ-5 のように持ち上げた状態で静止しているとき、物体の重心には重力のみが生じるが、持ち上げ動作を行っている最中には、物体の重心に生じる重力に加えて慣性力が生じて、**腰部伸展モーメント**は大きくなる。

ゆっくり持ち上げると物体の重心に生じる慣性力は小さくなるが、持ち上げ動作に要する時間は長くなるので、腰部に負担がかかる時間も当然長くなる。速く持ち上げると動作に要する時間は短くて済むが、慣性力は大きくなり、瞬間的に腰部にかかる負担が大きくなる。質量が大きい物体を速く持ち上げると相乗効果で慣性力は大きくなり、腰部負担が大きくなるので注意が必要である。

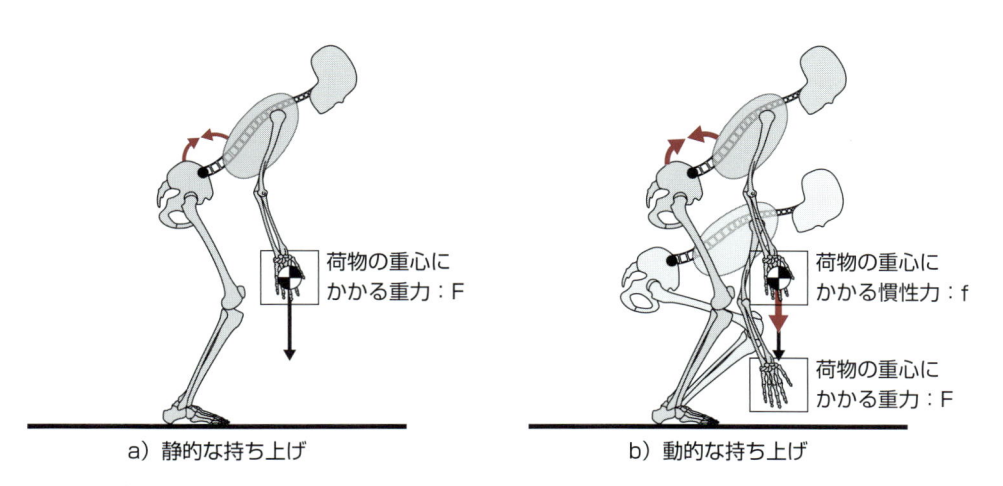

a) 静的な持ち上げ b) 動的な持ち上げ

動的な持ち上げでは、荷物の重心に慣性力 f が生じ、腰部モーメントは大きくなる。勢いよく持ち上げると、慣性力 f が大きくなるので、腰部伸展モーメントが大きくなる。

図Ⅵ-5　動的な持ち上げ動作の腰部伸展モーメント

2　補助器具を使用した移乗介助動作と腰部負担

CHECK POINTS
・介助用ベルトの効果
・トランスファーボードの効果
・移乗用リフトの効果

　移乗介助動作の腰部負担を軽減するために，様々な移乗補助具が使用されている．代表的なものとして介助用ベルト，トランスファーボード，移乗用リフトなどが挙げられる．

　図Ⅵ-6 に示すように，介助用ベルトは介助者が装着する方法と対象者が装着する方法がある．対象者が装着する方法（図Ⅵ-6a）では移乗するときに把持しやすくなるだけで，腰部負担の軽減にはならない．一方，介助用ベルトを介助者に装着する（図Ⅵ-6b）と，腹圧を高めることで腰痛を予防するだけでなく，その介助用ベルトのグリップを対象者につかませることで対象者の重心を介助者に近づけやすくなり腰部伸展モーメントを減少させることができる．

　図Ⅵ-7 に示すように，トランスファーボードを使用すると，介助者の腰部関節中心と対象者の重心間距離は大きくなる．しかし，介助者は対象者をボード上で滑らせて移乗させることができるため，対象者の体重をボードで支えることができる．これにより介助者が対象者を持ち上げる量が大幅に軽減され，腰部負担を軽減することができる．トランスファーボードを用いると椎間板圧縮力が安全基準である 3,400 N を下回ることが報告されている．ただし，トランスファーボードはアームレストが外れない車いすでは用いるのが難しいというデメリットもある．

　図Ⅵ-8 に示すように，移乗用リフトは対象者をスリングシートという吊り具で包み持ち上げる補助具である．移乗用リフトではモーターの動力によって持ち上げることが可能になるため，腰部負担がなく対象者を安楽に移乗させることができる．またアームレストが外れない車いすでも用いることができる．ただしスリングシートを敷きこみ，抜き取る動作を上手にしないと体幹前屈角度が増加して腰部負担が増加することがあるので，注意が必要である．

介助用ベルト

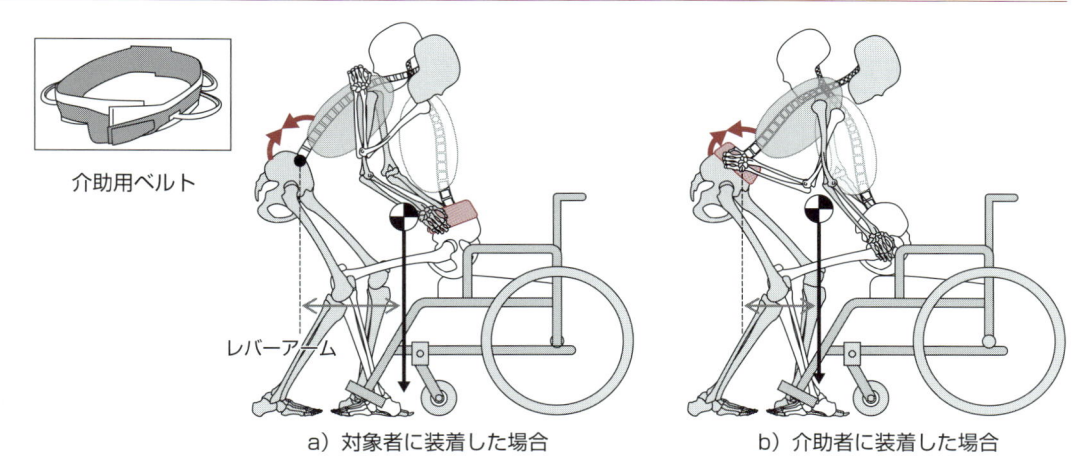

a）対象者に装着した場合　　　　b）介助者に装着した場合

介助ベルトを使ってもレバーアームが短くならなければ，腰部負担は変化しない．

図Ⅵ-6　介助用ベルトを使用した移乗

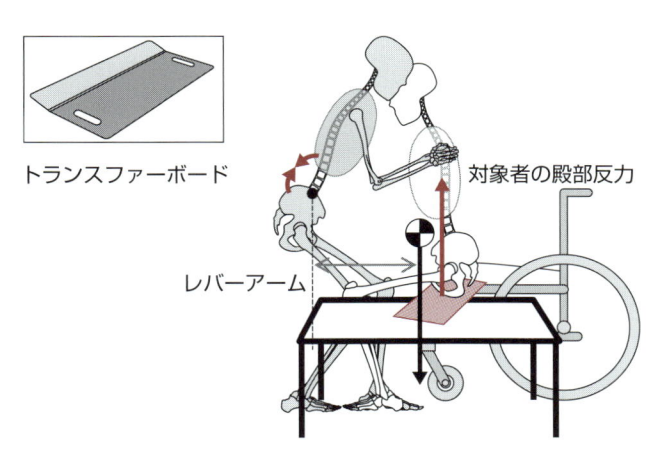

トランスファーボード

対象者の殿部反力

レバーアーム

トランスファーボードではレバーアームが長くても持ち上げる量が少なくて済むので，腰部負担が大きくならない．

図Ⅵ-7　トランスファーボードを使用した移乗

スリングシート

介助者の体幹が前屈しすぎないよう注意！

スリングシート

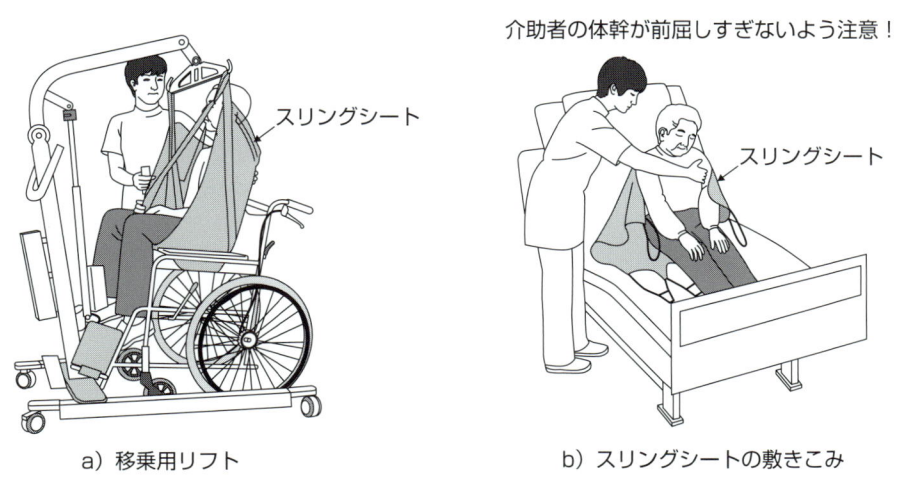

a）移乗用リフト　　　　b）スリングシートの敷きこみ

図Ⅵ-8　移乗用リフトを使用した移乗

3 持ち上げと移乗介助動作

3.1 物の持ち上げ動作と移乗介助動作の違い

> **CHECK POINTS**
> ・移乗介助の腰部負担が大きい理由
> ・介助者の腰部関節中心と対象者の身体重心の距離
> ・介助者が持ち上げる量

　物の持ち上げ動作のバイオメカニクスは**移乗介助動作**に適用できる．移乗介助時の腰部負担は介助者の腰部関節中心と対象者の重心との距離，介助者が対象者を持ち上げる量と速さによって決まる．

　移乗介助動作を行う**医療福祉関連職種の腰痛の経験率は 7〜8 割**といわれ，荷物を持ち上げる運搬業者などの腰痛の経験率よりも高くなっている．その理由として，運送業者が持ち上げる対象が物体なのに対して，医療福祉関連職種が持ち上げる対象がヒトであることが挙げられる．

　運搬業者が物を持ち上げるときには，意識をすれば荷物の重心を極力腰部関節に近づけた姿勢で持ち上げることができる（図Ⅵ-9a）．しかし，移乗では介助者が対象者に近づき過ぎてしまうと対象者の車いすやベッドからの立ち上がりを妨げてしまうため，**介助者と対象者には一定の距離が必要**となる（図Ⅵ-9b）．

　また，荷物の重心位置は持ち上げているときに変化することはないが，移乗動作時に対象者の姿勢が変化すると**身体重心位置**が変化する．介助者は対象者の姿勢の変化による身体重心位置の変化に対応して移乗を行わなくてはならない．

　加えて，物を持ち上げる作業に従事するときには断続的な作業であっても男性で 30 kg，女性で 25 kg 以上の物を 1 人で持ち上げてはいけないという労働上の制限がある．しかし，体重が重い対象者を全介助で移乗させる場合は日常的に 30 kg 以上の荷重を持ち上げていることが考えられる．

　このように，移乗では物の持ち上げよりも**腰部関節と重心間距離**を常に小さくすることは難しく，**持ち上げる荷重も必然的に大きくなる**ため，腰部にかかる負担が大きくなりやすい．

3 持ち上げと移乗介助動作

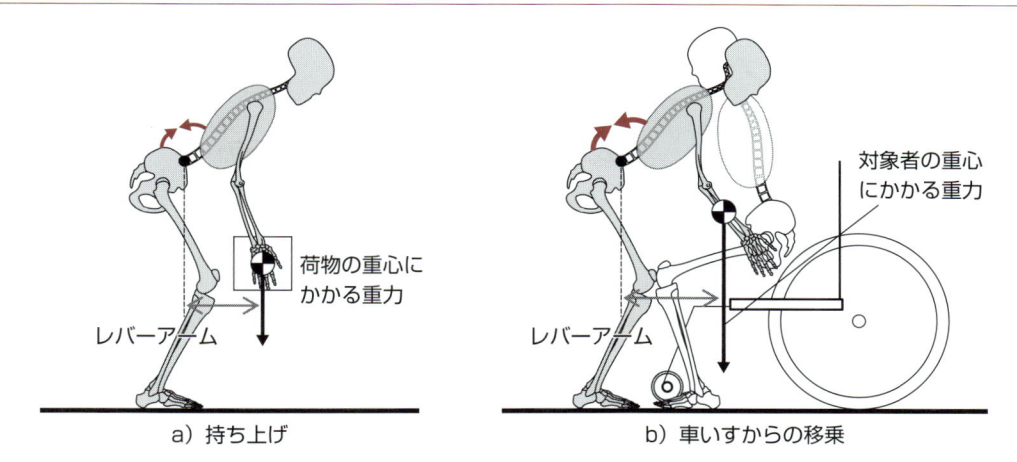

a）持ち上げ

b）車いすからの移乗

荷物の持ち上げよりも重心が近づけづらい．
対象者の姿勢が変わると身体重心位置が変わる．
持ち上げる量が大きくなってしまう．

図Ⅵ-9　物の持ち上げと移乗介助の違い

3.2 イチ，ニノ，サンで移乗する

> **CHECK POINTS**
> ・対象者への下肢荷重の促し
> ・移乗時の慣性力

　物の持ち上げでは全荷重を持ち上げる必要がある．しかし，図Ⅵ-10に示すように，移乗で対象者の下肢が床に接地しているときには**対象者の足部から床反力が生じているため，介助者は全体重を持ち上げているわけではない**．対象者の下肢に荷重を支える能力がわずかにでもあれば，介助者の腰部負担をその分だけ軽減することができる．

　移乗を行うときに「イチ，ニノ，サン」とかけ声をかけてから持ち上げを行うことがある．これは対象者に移乗のタイミングを知らせることで，下肢への荷重を意識づけさせ介助者が持ち上げる量を減らすのに寄与している．また，介助者が2人で移乗介助を行うときなど，介助者同士が持ち上げるタイミングを合わせるのにも役立つ．

　ただし，「イチ，ニノ，サン」とかけ声をかけて勢いよく介助者が対象者を移乗させる場面をみることがある．勢いをつけて持ち上げると，「Ⅵ 1.5 持ち上げる速さの違いと腰部負担」（→157頁）で説明したように対象者の重心には大きな**慣性力**が生じる．介助者の質量は非常に大きいため，勢いをつけて持ち上げ動作を行うと大きな慣性力が対象者の重心に生じ，瞬間的に大きな**腰部伸展モーメント**が生じるため注意が必要である．

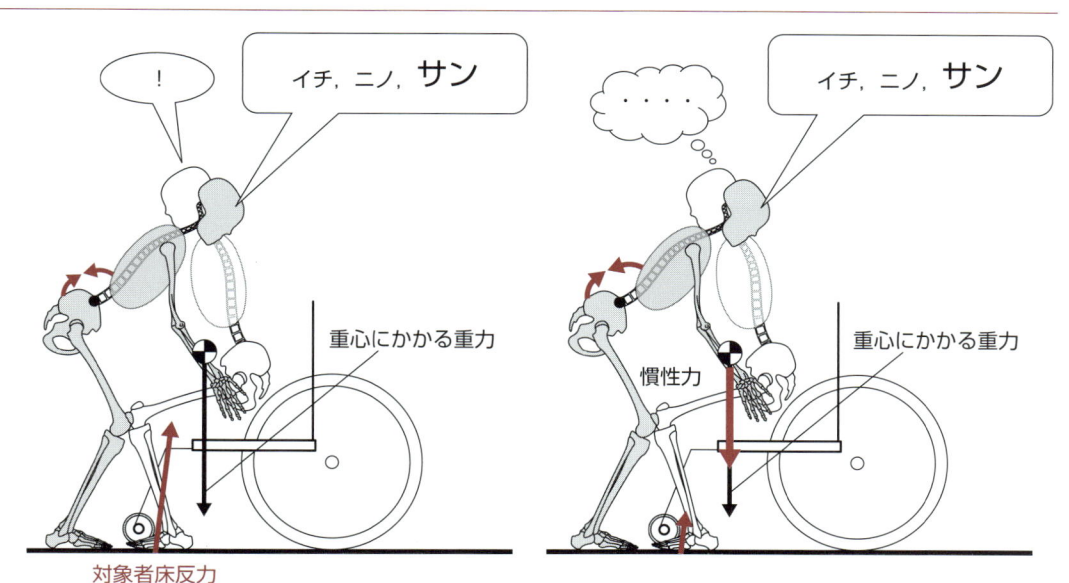

3 持ち上げと移乗介助動作　163

a）意識づけができるとき

b）意識づけができないとき

かけ声をかけることによって，持ち上げるタイミングを知らせて，持ち上げる量を減らすことができる．
ただし，意識づけができないと，持ち上げる勢いによってかえって慣性力が大きくなるので，注意が必要である．

図Ⅵ-10　移乗を行うときの声がけ

3.3 様々な移乗介助動作

CHECK POINTS
- 対面式移乗介助
- かつぎによる移乗介助
- かかえによる移乗介助

　病院や老人ホームなどの医療福祉施設において，様々な移乗介助動作が行われている．その代表的な動作と特徴について解説する．どのような姿勢であっても，**移乗介助時の腰部負担は介助者の腰部関節中心と対象者の重心との距離，介助者が対象者を持ち上げる量と速さによって決まる**．異なる姿勢の移乗介助動作においても，これらの関係を当てはめることで介助者の腰部負担を推測できる

　図Ⅵ-11a）に示すように，最も多く用いられているのは**対面式の移乗介助**である．介助者は対象者の両足部間に下肢を差し込んで行うことが多い．この動作では介助者は対象者との間に距離ができるので，離殿をさせやすくなるが，**持ち上げる量と重心間距離が大きくなるため**腰部負担が大きくなる．

　図Ⅵ-11b）に示すように，下肢の支持性が低い者に対しては**かつぎ動作**が用いられる．かつぎでは肩で大きな荷重を受けることができるが，対象者は介助者の肩に荷重をかけやすくなるので持ち上げる量も多くなる．また，膝を曲げて骨盤を後方に移動した状態で体幹が大きく前屈することで，腰部関節中心も対象者の重心から大きく離れてしまうため，**腰部負担は対面式よりも大きくなりやすい**．

　下肢の支持性をある程度有する対象者であれば，**図Ⅵ-11c**）に示すような**かかえ動作**を用いることができる．かかえ動作では対象者を前屈させることでその重心を介助者の腰部関節中心に近づけて移乗することができる．この姿勢では**介助者の体幹が前屈しても腰部関節中心が対象者の重心から離れない**ため，腰部負担を他の2つの移乗と比べて小さくすることができる．また対象者の下肢に支持性があることが前提となるので，**持ち上げる量が少なくて済む**．

　ただし，対象者が体幹を前屈することができないときや下肢の支持性が低いときにはかかえ動作を使用することは難しくなる．また，3つの動作のうち腰部負担が最も小さいかかえ動作であっても，腰部負担の軽減効果は十分でなく，3,400 N以上の**椎間板圧縮力**が生じることが報告されている．持ち上げる移乗介助では腰痛発生のリスクはどうしても高くなってしまう．

3 持ち上げと移乗介助動作　165

対象者の重心にかかる重力

レバーアーム

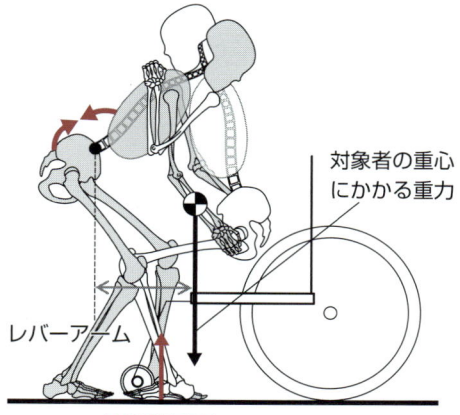

対象者床反力

a）対面式移乗介助

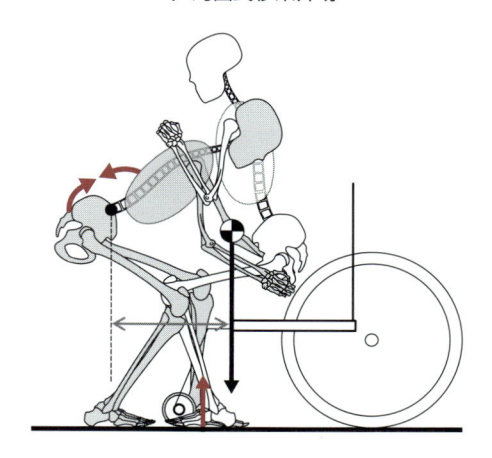

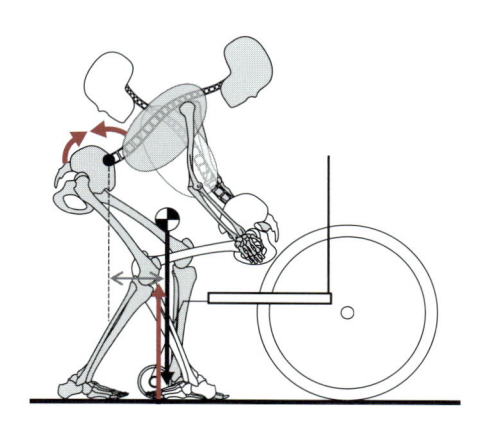

b）かつぎ式移乗介助

c）かかえ式移乗介助

レバーアームが小さい介助方法では腰部負担が小さくなる．
ただし，対象者の立ち上がりを妨げてはいけない．

図Ⅵ-11　様々な移乗における腰部負担の比較

3.4 臨床場面での移乗① 両下肢の支持性が低い場合

> **CHECK POINTS**
> ・移乗動作の準備
> ・立ち上がり，方向転換，すわり込みの介助

　移乗動作は，立ち上がり，方向転換，座りこみという3つの動作の複合運動である．対象者の下肢の支持性が低い場合，介助負担を軽減させるためには，介助者が持ち上げている時間と重心移動距離を最小にすることが必要である．そのためには，介助動作を行う前の準備が大切になる．

　移乗動作には，「**立ち上がり**」と「**すわり込み**」という重心の上下方向の動きと，「**方向転換**」という足部を軸とした前後，左右方向への回転運動の両方が含まれる．前後，左右方向への動きを最小にするためには，**車いすのベッドへの設置角度や対象者の体の向きが重要**になる（図Ⅵ-12a）．基本的には，動作終了時の姿勢に近くなるように，動作開始時の姿勢や足の位置を設定すればよい．方向転換時に足部を軸とした回転運動を少なくするためには，乗り移る対象物に近い方の殿部と足部を前方に移動しておく（図Ⅵ-12b）．対象者の目線も対象物を見るのではなく，介助者のほうを見るように指示することにより，殿部が対象物に移動しやすい．

　下肢の支持性の低い対象者の場合，介助者の腰部負担を軽減するため，図Ⅵ-13a）のように介助者は対象者の体幹を前傾させ，重心位置を介助者側へ移動させ，殿部離床，立ち上がりを行いやすくする．殿部離床から方向転換，座りこみ動作において，膝関節，股関節の伸展筋力が発揮できない対象者の場合は，下肢に荷重をかけようとすると**膝折れ**を起こしてしまうことが多い．よって，**介助者は膝を対象者の膝の外側にあて**，膝折れが起きないようにする．また，介助者の足部が対象者の立位の妨げにならないようにすることを想定し，対象者の足部よりも前方，外側へ自らの足部を位置させる（図Ⅵ-13b）．

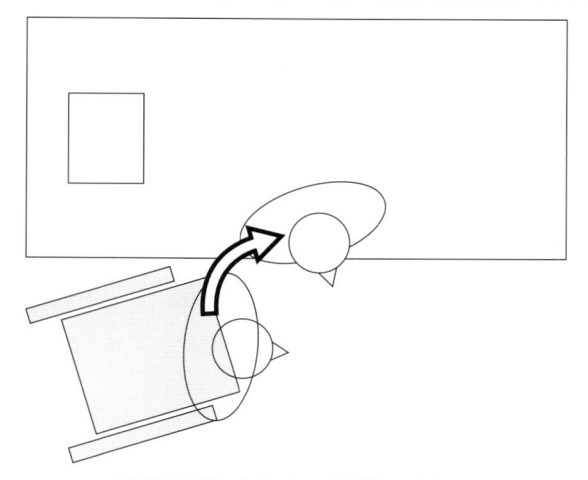

3 持ち上げと移乗介助動作　167

動作終了時（ベッドに移動）の姿勢を
想定して，車椅子を設置する．

a）車椅子の設置角度

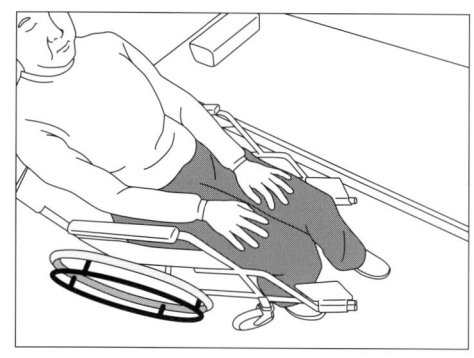

乗り移る対象物に近い方の殿部と
足部を前方に移しておく．

b）対象者の位置

図Ⅵ-12　移乗動作の準備

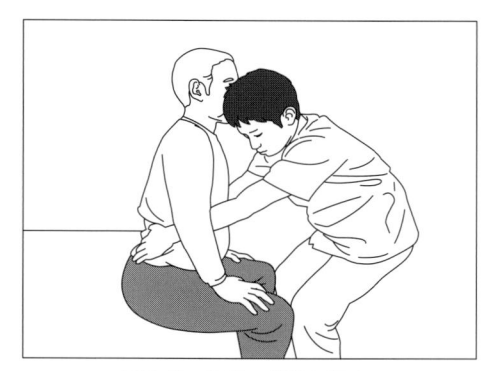

対象者の体幹の前傾を促す．

a）体幹の前傾の介助

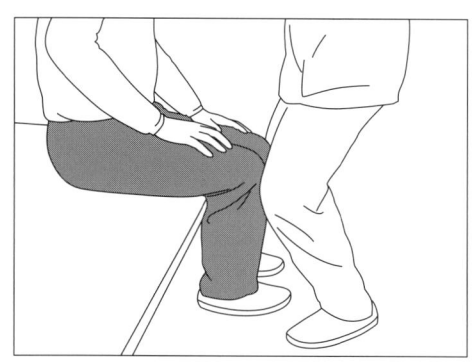

立位になることを想定し，対象者の足部よりも
前方，外側へ位置させる．
前外側から対象者の膝の外側にあてる．

b）介助者の足部の位置

図Ⅵ-13　介助姿勢

次に介助者は，**自らの体幹を正中位に保ったまま膝関節を屈曲して重心を下方に落とすようにして対象者の体幹をゆっくりと前傾させ，殿部離床を起こす**（図Ⅵ-14a）．このときに介助者が対象者に近づきすぎたり，対象者が介助者の首に手をまわすようにしたりすると，対象者は体幹を前屈することが難しくなるため，注意が必要である．立ち上がり動作の介助の場合は，この後，対象者の股関節と膝関節の伸展を促すが，車いすからベッド，トイレ等への移乗動作の場合は，車いすのアームレストを殿部が越えられれば十分である．その方が重心の上下方向への動きが小さくなり，介助者の負担は少ない．よって殿部が離床したら，介助者は**自分自身の膝関節を屈曲し，重心を後下方へ移動させながら，対象者の足部を中心として回転し**（図Ⅵ-14b），**さらに膝関節を屈曲させることにより**，対象者を乗り移る対象物にゆっくりと着座させる．

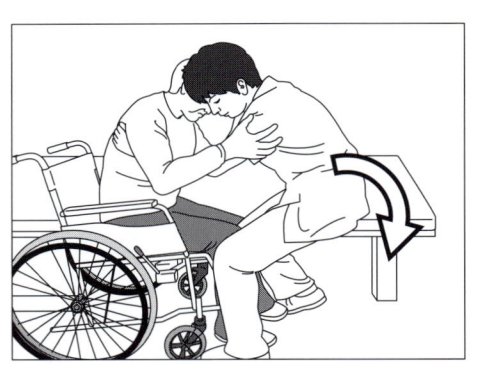

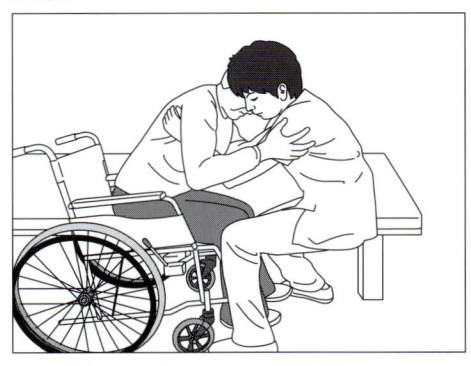

介助者は，対象者との距離を保ったまま膝を屈曲することにより，対象者の殿部離床が起こる．

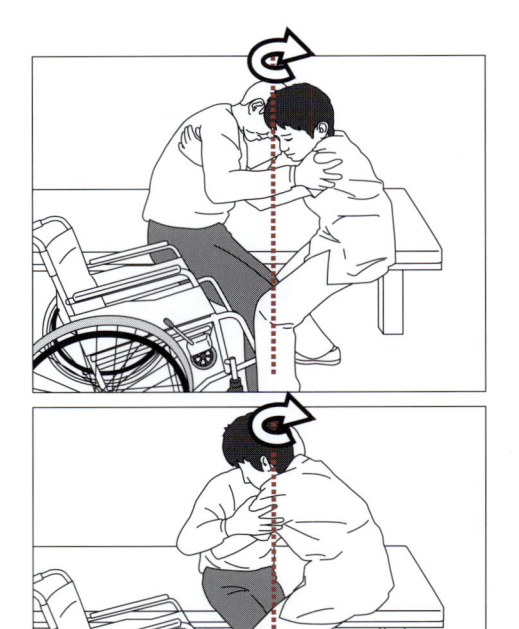

a) 立ち上がり

介助者は，対象者の足部を中心として回転する．

b) 方向転換

図Ⅵ-14　介助方法

3.5 臨床場面での移乗② 片側の支持性が低い場合

> **CHECK POINTS**
> ・移乗動作時の足部の位置
> ・方向転換時の誘導方法

　片側の支持性が低い対象者の場合，**健側を利用した移乗方法**を学習させることが必要となる．健側を利用した移乗を学習させることができれば，対象者にとって円滑で安全な移乗動作を行うことが可能となるだけでなく，介助者は持ち上げる必要がなくなるために腰部負担を少なくすることができる．

　脳血管障害による片麻痺者，一側下肢の骨折・関節疾患の術後患者は，中枢性麻痺や痛み，荷重制限により片側の支持性が低くなることが多い．片側下肢の支持性が低下すると，両足の踏み換えによる方向転換を行うことができない．このような対象者に対しては，**健側を軸足とした方向転換と立ち上がり/座り**を可能にすることが，移乗を自立させるポイントとなる．

　立ち上がり時に対象者は，車いすのアームレストもしくは前外側のベッド柵，L字の介助バー等を把持して立ち上がる．乗り移る対象物側の足部は反対側よりも前に位置させておくと，方向転換時に両下肢が交差することがなく，方向転換動作がしやすい．しかし，足部を殿部から前方に離して接地させると，立ち上がり動作が困難になるため注意が必要である．したがって，介助者は対象者の乗り移る側の殿部をできるだけ前に出し，片脚での立ち上がりが可能で，かつ方向転換時に両下肢が交差しない足部の位置を練習の中で選んでいく（図Ⅵ-15）．

　また，方向転換時に，高齢者では体をどちらに回せばよいのかわからなくなってしまうことが多い．よって，介助者は対象者の体幹や骨盤を誘導して，頭部をどちらに向けたら殿部が対象物に近くなるのかを学習させる（図Ⅵ-16）．

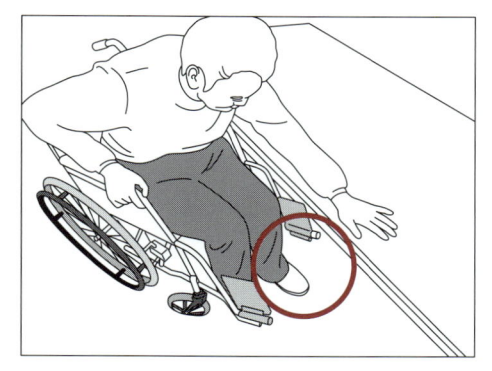

立ち上がりが可能，かつ方向転換時に下肢が交差しない位置におく．

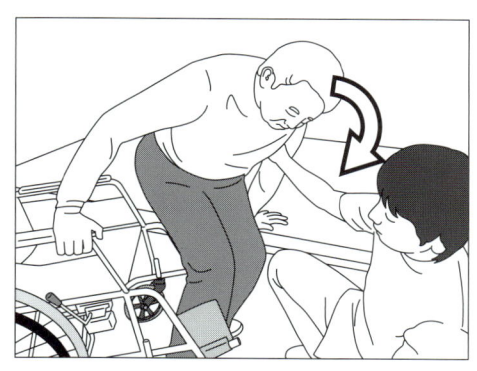

図Ⅵ-15　対象者の足部の位置

顔は乗り移る対象物と反対方向を向くように口頭指示をする．また，胸郭を回旋させるため，車いすから遠いほうの上肢の脇から手を入れ，胸郭の回旋を介助する．

図Ⅵ-16　口頭指示方法

VII
車いす

1 車いすと座位

1.1 立位と座位の違い

CHECK POINTS
・立位と座位時の支持基底面
・殿部にかかる力
・立位と座位時の腰部負担
・座位姿勢の違いと腰部負担

　ヒトは，生活の中で立つ・座るなどの様々な姿勢で時間を過ごす．しかし，高齢に伴う身体機能の低下や障害により，座位（主に車いす上）での時間が増える．そこで本章では，はじめに立位と座位の違いについて考える．

　図Ⅶ-1 に示すように座位と立位の1つ目の違いとして，**支持基底面の広さ**が挙げられる．座位時は，殿部と足部で囲んだ部分が支持基底面となり立位と比べて大きい．そのため，身体重心が支持基底面の外に移動することはなく転倒の危険性が大幅に低下する．

　2つ目の違いとしては，殿部が座面に接触して大きな荷重を受けるようになるため，殿部と座面との**接触面には常に大きな反力がかかる**．

　3つ目の違いとしては，**腰部負担**が挙げられる．静止立位時の **HAT の重心**は，腰部関節中心（ここでは第 4，5 腰椎間とする）のやや前方を通る．そのため，**腰部伸展モーメント**はそれ程大きくない．一方，座位は，立位と比較して**骨盤が後傾し腰椎が後彎**するため，腰部関節中心は後方に位置し，HAT の重心と腰部関節中心との水平距離が長くなり，腰部伸展モーメントが増加する．**バックレスト**に寄りかかると寄りかからないときと比べ，背からの反力と姿勢が正されることで腰部伸展モーメントは小さくなるが，立位時よりも腰部伸展モーメントは大きくなることが多い．

　また，座位姿勢が崩れ骨盤の後傾と腰椎の後彎が強まるとさらに HAT の重心と腰部関節中心との距離が長くなり，腰部伸展モーメントは大きくなる．長時間崩れた座位姿勢をとり続けると**仙骨などの部位**に局所的に生じる負担が大きくなり，**褥そうの原因**になるだけでなく，腰部負担を増加させ，**脊柱の変形を助長**することにもつながる．長時間の座位姿勢をとらせることが必要な場合，座位姿勢を崩さないようにする介入が必要となる．

1 車いすと座位　173

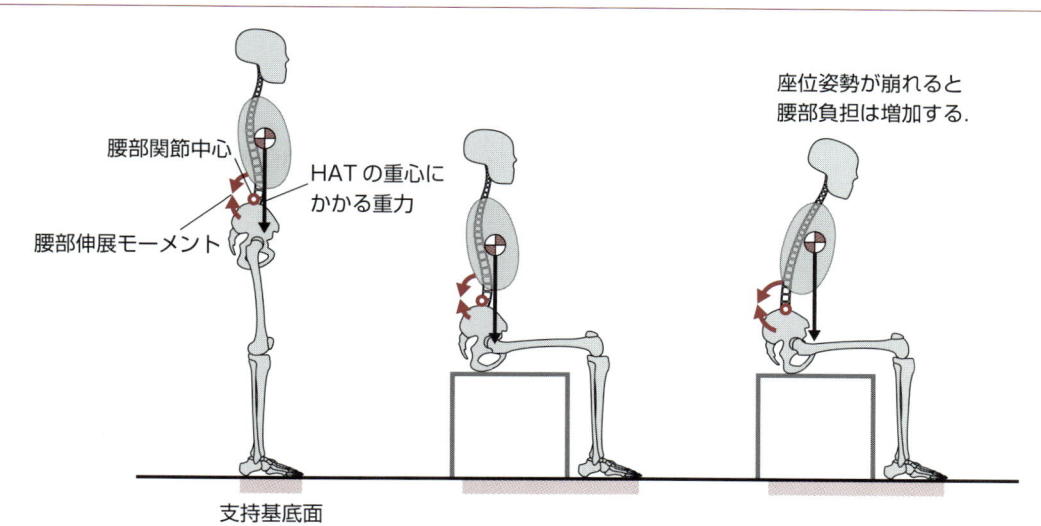

腰部関節中心
HATの重心にかかる重力
腰部伸展モーメント

座位姿勢が崩れると腰部負担は増加する．

支持基底面

座位は，立位と比較し支持基底面が広く安定する．一方，座位は，腰部関節中心とHATの重心の距離が長くなるため，腰部の負担が大きくなる．

図Ⅶ-1　立位および座位時の支持基底面と腰部負担の違い

1.2 フットレストの役割①

> **CHECK POINTS**
> ・フットレストに足を置いた場合の座面反力
> ・フットレストに足がつかない場合の座面反力
> ・フットレストと支持基底面

　車いすが大きく足がフットレストに届かない，または，フットレストから足部が滑り落ちている状態で車いすに座っている高齢者の姿を時折目にする．本来，**車いすの座高は，座ったときに足が床に着く高さ**であり，当然フットレストにしっかりと足が乗る必要がある．

　図Ⅶ-2a）に示すように**フットレスト**に足を乗せて（床に足を着いて）座った際には，足部および座面から反力が作用する．**座面反力**は，坐骨結節周囲から立ち上がり，おおよそ HAT の重心に向かう．このとき体重の多くが坐骨結節周囲で支持されることになる．

　一方，フットレストに足が着かない場合（**図Ⅶ-2b**）は，全体重が座面に加わるため殿部と大腿部に全体重に相当する力が座面反力として作用する．このとき座面反力は大腿骨近位付近から立ち上がり身体重心へと向かう．そのため殿部のみならず大腿部にも大きな力が作用する．また，フットレストに足を乗せていない場合には**支持基底面**が狭くなり，体幹の前屈動作などにより重心が前方に移動した際には，転倒の危険性が大きくなる．

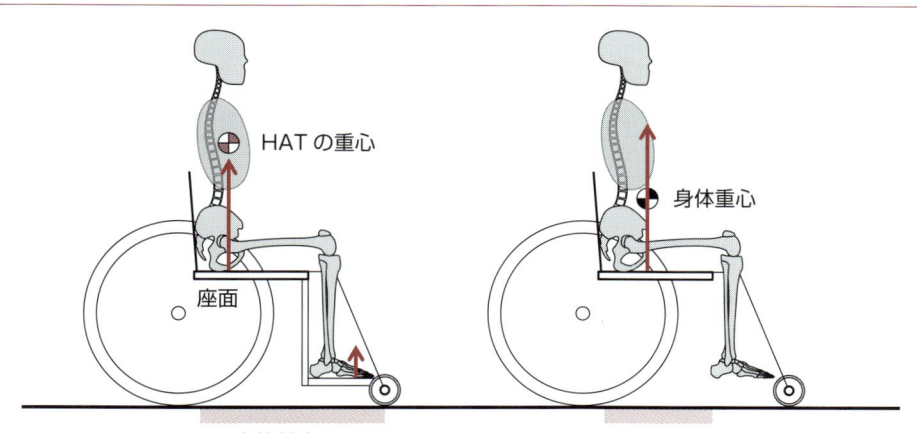

a) フットレストに足を乗せた場合　　　　b) フットレストに足を乗せない場合

　足がフットレストに乗っていると座面反力は HAT の重心直下付近から立ち上がるが，乗っていないと身体重心の直下から立ち上がる．フットレストに足を乗せないと座面反力の値が大きくなり，殿部および大腿部で体重を支持する．
　また，支持基底面が狭くなり転倒の危険性が大きくなる．

図Ⅶ-2　足部接地の有無と座面反力

1.3 フットレストの役割②

> **CHECK POINTS**
> ・立位時に作用する壁反力と足部反力の関係
> ・殿部に作用するせん断力
> ・ブレーキ作用としての足部の役割

　図Ⅶ-3は，静止立位時の異なる3つの姿勢を示している．直立静止立位時の**足部反力**は，足部中央付近から立ち上がり，身体重心に向かい真上に作用する．したがって身体には，鉛直方向の力のみが作用している（図Ⅶ-3a）．一方，壁に寄りかかった状態での足部反力は，踵から立ち上がり身体重心に向かい後方に傾く（図Ⅶ-3b）．また，壁に寄りかかることにより壁から身体を前方に押す反力（**壁反力**）が作用する．この壁からの力をキャンセルする（静止状態を維持する）ためには，足部では後方向の反力を働かせる必要があり，結果的に足部反力が後方へと傾く．すなわち背が壁から受ける反力が大きいほど足部の後方向の反力が大きくなり，足部で大きなブレーキをかけることが必要になる（図Ⅶ-3c）．

　このことは，**バックレスト**に寄りかかった際の車いすでも同様のことがいえる．図Ⅶ-4a）に示すように，フットレストに足を乗せないで車いすに座りバックレストに寄りかかった際には，バックレストからの反力の影響で**座面反力**が身体重心に向かい後方に傾く．そのため座面では，殿部が前に滑ろうとする力に抗して，後ろ向きの力を発生させて姿勢を保つ必要がある．この殿部を前に滑らせようとする力を「**せん断力**」と呼ぶ．せん断力は，**皮膚を水平方向に引っ張る力として作用するため，褥そうをはじめとした傷の原因**となる．

　一方，図Ⅶ-4b）のようにフットレストに足を乗せて車いすに座りバックレストに寄りかかった際には，足部反力の値は小さいが後方に傾き前方への滑りを抑えようとしている．そのため，フットレストに足を乗せていない場合と異なり座面反力の傾きと値は小さく，殿部が前に滑ろうとする力が小さくなっている．

1 車いすと座位 177

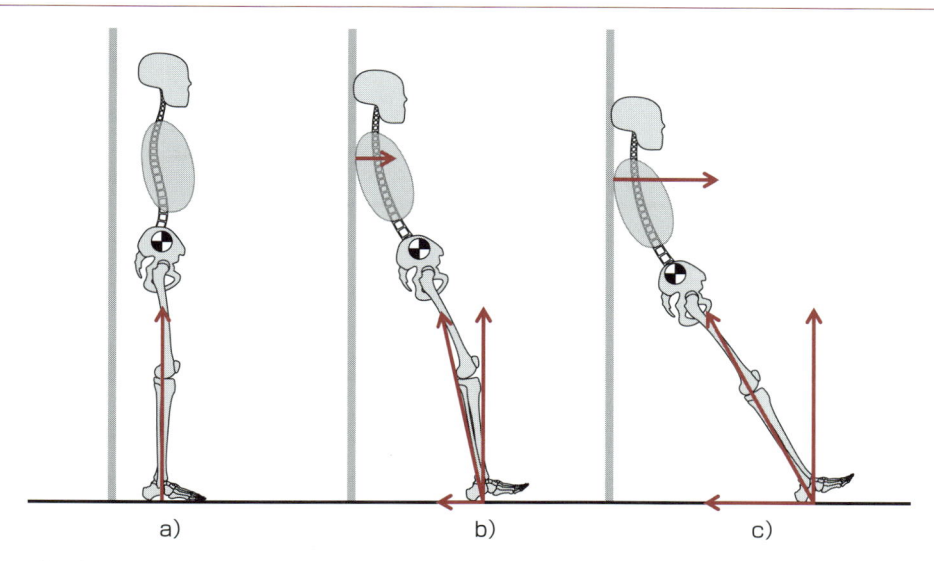

壁に寄りかかることにより壁からの反力が身体を前方へ押す力として作用する．足部は，壁からの反力をキャンセルして静止状態を保つために逆向きの力を発生してブレーキをかけている．ブレーキがかけられないと足部は前方へ滑ってしまう．

図Ⅶ-3　壁反力と足部反力

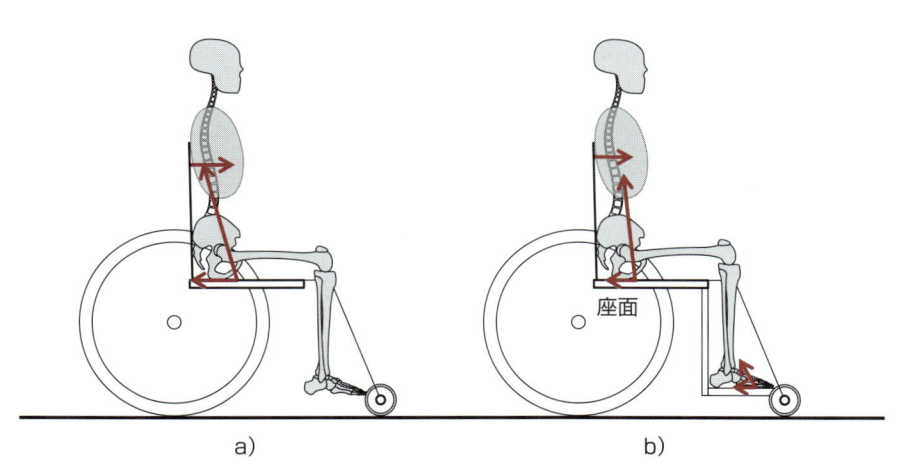

バックレストに寄りかかることにより背からの反力が身体に作用する．その反力をキャンセルして静止状態を保つために，足部では逆向きの力を発生してブレーキをかけている．
フットレストに足がのせられないと，殿部のみでブレーキをかけることとなり，殿部が前方へ滑りやすくなる．

図Ⅶ-4　バックレスト反力と殿部に作用するせん断力

1.4 車いすクッションの役割

> **CHECK POINTS**
> ・クッションによる座圧分散作用
> ・クッションによるアンカーサポート
> ・骨盤サポート

　車いすクッションは，車いすでの座位を考える場合にとても重要な福祉用具である．しかし実際には，車いすクッションを用いることなく直接スリングシート上に座っている高齢者の姿を頻繁に目にする．

　車いすクッションの役割には，座圧分散作用と姿勢保持作用が挙げられる．座圧分散作用とは，座位時に作用する座面反力をできるだけ広い面積で支持しようとするものである．座位時の座面反力は，坐骨結節や尾骨などの骨突起部で大きな値を示す．そのため，車いすクッションの素材や形状を変えることで座面反力を分散させる工夫がなされている．空気やジェルを用いたクッションは，ウレタン製の物と比較し座圧分散性は優れている．また，坐骨結節部分に大きな窪みを作り軟らかい素材を用いる方法も広く普及している．

　座面反力は，接触面積が広いほど分散される．図Ⅶ-5 に示すように，クッションなしでは坐骨結節周囲に大きな反力が集中する．しかし，クッションを用いると殿部と大腿部全体で広く反力を受けることができるため坐骨に集中する力を分散させることができる．このように，実際は無数の反力が接触面全体から作用しているが，本章ではこの無数の反力を合成して一本のベクトルとしたものを座面反力として説明している．詳細は，「Ⅰ 5 床反力とは」（→ 7 頁）を参照されたい．

　車いすクッションは，上記の殿部の徐圧だけではなく姿勢を保持する上でも重要な役割を担っている．座位時には，「Ⅶ 1.3 フットレストの役割②」（→ 176 頁）で述べたように殿部を前に滑らそうとするせん断力が作用するため，座面ではそれに抗した後ろ向きの反力を発揮させる必要がある．そこで図Ⅶ-6 に示すように，殿部形状に合わせた凹みを車いすクッションで再現することにより殿部の滑りを抑える．この機構を「アンカーサポート」と呼ぶ．アンカーサポートは，座面で生じるせん断力を受け止め，後ろ向きの反力を発揮させることで殿部の滑りを防ぎ姿勢を保持するものである．また，バックレストを脊柱形状に合わることにより骨盤の後傾を抑えることができる．この機構を「骨盤サポート」と呼び，背張り調整や背用クッションが用いられる．車いす座位時の姿勢を考える上で，アンカーサポートと骨盤サポートとの兼用は欠かせない．

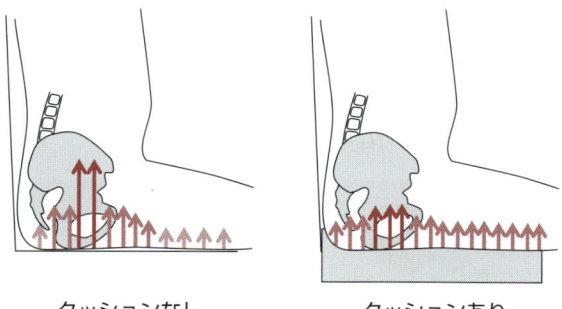

1 車いすと座位　179

クッションなし　　　　クッションあり

車いすクッションは殿部形状を変えることにより座圧分散性を高める工夫がなされている．クッションを用いることにより，坐骨結節周囲に作用する大きな座面反力を分散させることができる．

図Ⅶ-5　クッションと座圧分散作用

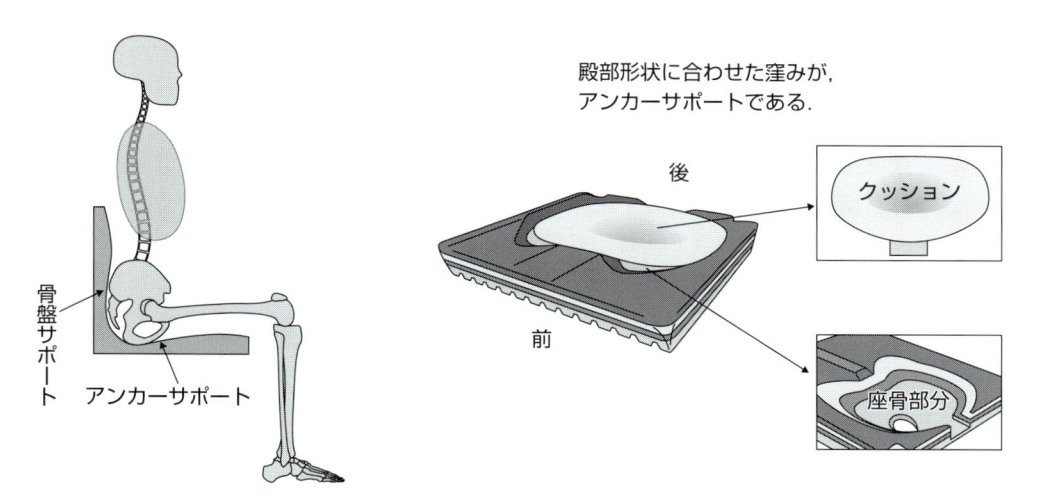

殿部形状に合わせた窪みが，アンカーサポートである．

後　　前　　クッション　　座骨部分

骨盤サポート　　アンカーサポート

車いすクッションで用いられるアンカーサポートは，殿部に作用するせん断力に対して，殿部のアンカー（凹み）部分で滑りを防止する機構である．クッションの形状や素材により様々な種類のアンカーサポートがある．
骨盤サポートは骨盤を後ろから支えることで，骨盤後傾による姿勢の崩れを予防することができる．主に背張り調整を行うことで，骨盤を支持する．

図Ⅶ-6　アンカーサポートと骨盤サポート

1.5 リクライニングおよびティルティング機構

CHECK POINTS
- リクライニングは殿部を滑らせる
- ティルティング機構の効果
- エレベーティング機構の効果

座角度は固定のままで背角度のみを倒す方式をリクライニング機構と呼ぶ．車いすの本の中には，『ゆっくりくつろげるリクライニング車いす』と記載されているものがある．しかし実際には，背角度のみを倒すリクライニング機能は，殿部が前方に滑り，姿勢が崩れやすくなる．

「Ⅶ 1.3 フットレストの役割②」（→ 176 頁）で解説をしたように，バックレストに寄りかかるとその分だけバックレストから反力を受けることになる．このバックレストからの反力が大きいと殿部は前方へ滑りやすくなる．しかし，体幹直立位に近い状態の座位ではバックレストから受ける反力が大きくなりにくいため，殿部がバックレストから受ける反力によって前方へ滑ることはほとんどない．

図Ⅶ-7a）のように背もたれがない状態の座位で体幹を後方に傾斜させると，傾斜角度が小さければ腹筋を使って姿勢を保持できるが，ある程度傾斜角度が大きくなると身体重心が支持基底面から後方に外れて転倒してしまう．図Ⅶ-7b）に示すようにバックレストがあれば，バックレストからの反力を受けることで体幹が後ろから支えられて後方に転倒しないで済む．すなわちリクライニング座位はバックレストからの反力がなければ保持できない姿勢といえる．バックレストからの力は前方向の水平方向成分をもつため，この力が殿部を前方に滑らせる力となる．殿部を前方へ滑らせないようにするためには後方向の座面反力が必要となる．リクライニング座位はバックレストからの反力に頼らなければ保持することができない姿勢であるために，殿部がどうしても前方へ滑りやすく，姿勢が崩れやすくなってしまう．また，バックレストの傾斜角度が変化すると反力の大きさも変化することにも注意してほしい．

例えば，図Ⅶ-7c）に示すように，バックレストの角度が座角度と同じになれば，バックレストからの反力の水平方向成分がなくなるため，殿部は前方へ滑らなくなる．一方で，わずかでもバックレストが傾斜していれば殿部は前方に滑る力を受けることになる．

実際のリクライニング座位では座位姿勢，バックレストの形状や傾斜角度などの複合した影響によって反力の大きさと作用点が変化し，殿部の滑りやすさが異なるため注意が必要である．

1 車いすと座位　181

バックレストがなければ
後方に転倒してしまう．

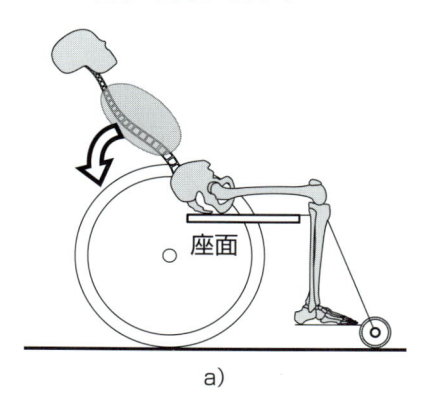

座面

a)

バックレストからの反力は
背中を押す水平成分をもち，
これをとめるためには座面
に後向きの力が必要である．

バックレスト

b)

バックレストの角度が座角度と
同じであれば，座面に後向きの
力は必要ない．

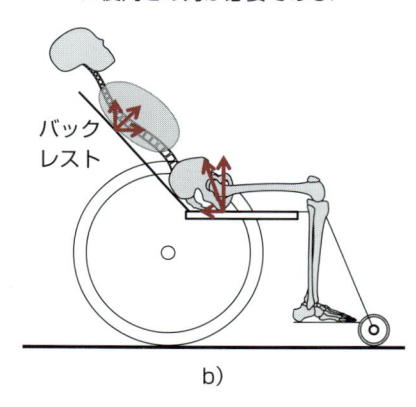

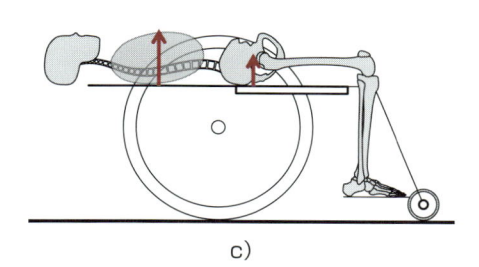

c)

図Ⅶ-7　リクライニング機構と身体に作用する力

一方，**座面とバックレストが一体となって傾くのがティルティング機構**である．図Ⅶ-8 に示すように，**ティルティング機構**を用いると，座面にかかる反力を背や頭部で分散させることができる．

ティルティングの場合もリクライニング座位と同様にバックレストからの反力を受ける．しかし，ティルティングでは通常のリクライニングと異なり，傾斜した座面自体が骨盤の前方への滑りを抑えることができるため，効率よく殿部の前方への滑りにブレーキをかけることができる．

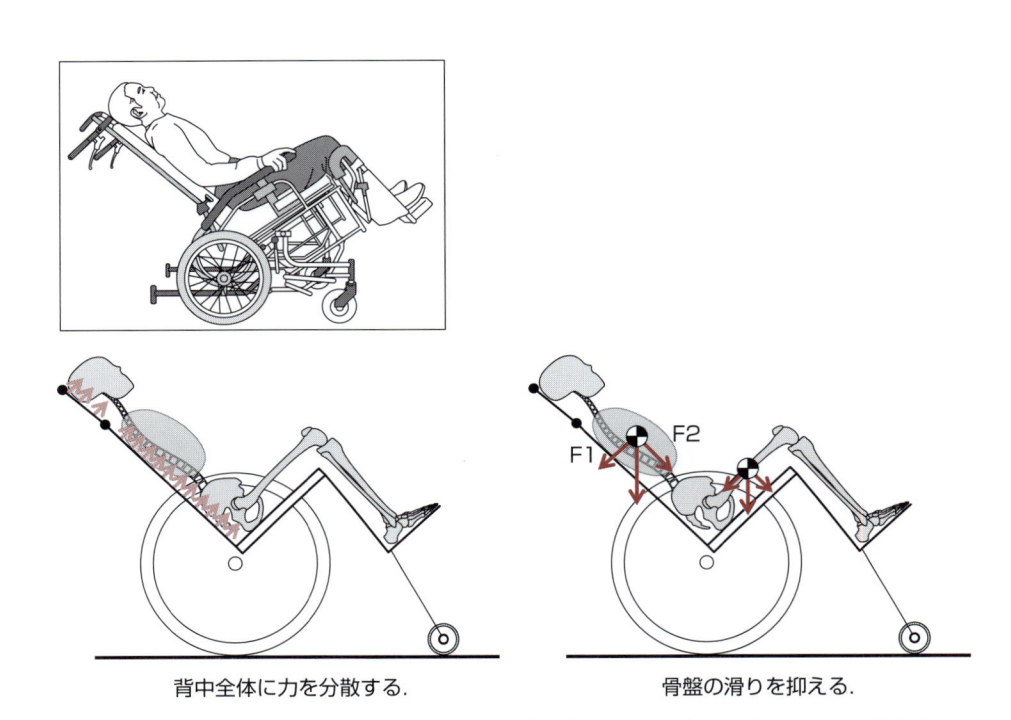

背中全体に力を分散する． 　　骨盤の滑りを抑える．

ティルティング機構とは，座面とバックレストが一体となって回転する機構であり，殿部や大腿部にかかる力を背中や腰に分散し，ずれを防止する．

図Ⅶ-8　ティルティング機構と身体に作用する力

一般的には30度以下の小さな**ティルト角**では，座面にかかる力を背に逃がしきれないといわれる．ただし，**図Ⅶ-9**のような**エレベーティング機構**を用いた場合は，フットレストから足底が外れて下肢後面全体で荷重が受けられるようになるため，小さなティルト角でも殿部荷重を軽減するとともに，殿部の滑りを抑えることができる．

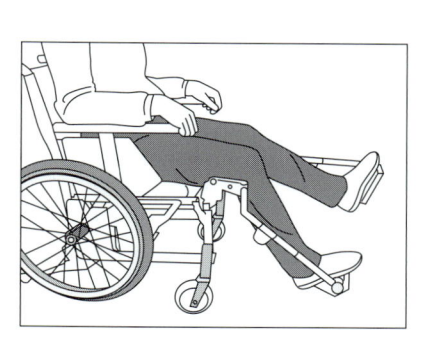

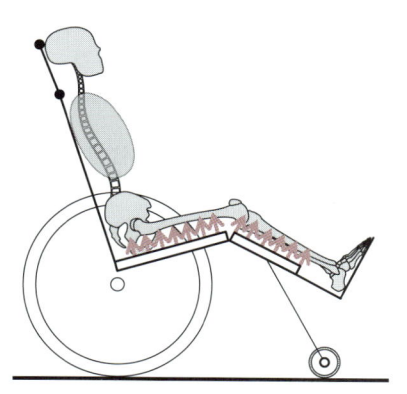

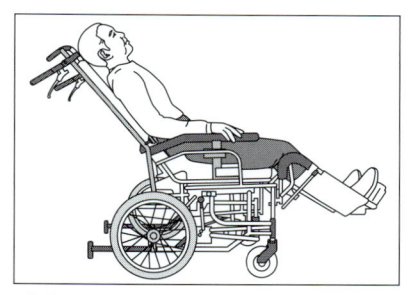

自走式車いす＋エレベーティング機構　　　　エレベーティング機構

多機能型車いす＋エレベーティング機構

　　エレベーティング機構（エレベーティングフットレスト）とは，フットレストを上方に回転させることにより下肢を水平に挙上できる機構である．挙上式フットレストとも呼ばれる．エレベーティング機構を用いることにより，荷重を下肢後面全体で受けることができる．

　　図Ⅶ-9　エレベーティング機構と身体に作用する力

1.6 片足こぎ車いす

> **CHECK POINTS**
> ・足こぎ動作時に殿部に作用するせん断力
> ・姿勢の違いによる座面反力
> ・足こぎ動作時のハムストリングスの作用

　片麻痺者が車いすを操作する際には，主に非麻痺側の上肢と下肢で操作を行う**片手片足こぎ車いす**が用いられる．

　図Ⅶ-10a）に示すように，体幹を前屈させて（バックレストに寄りかからないで）足こぎを行うと**足部反力**は前方へ大きく傾く．このときの足部反力の値は大きくはないが，前方への傾きが大きいため推進力が作用する．一方，**座面反力**は，足部反力とは逆に後方へと傾く．そのためバックレストに寄りかからない状態であったとしても，足こぎを行うことにより殿部には大きな**せん断力**が作用し，姿勢が崩れやすくなる．せん断力の値は，足こぎを強く行えば行うほど大きくなる．

　高齢者の多くは，**バックレスト**に寄りかかった状態で足こぎを行う傾向がある（図Ⅶ-10b）．バックレストに寄りかかると，身体重心が後方へ位置し足部に体重を乗せられなくなるので，強く足こぎを行うことができない．その際，推進力を得るために足部反力は前方に傾くものの，上記と比較し値は小さくなる．一方，座面反力は足部反力およびバックレストからの反力を受けて，大きく後方に傾く．したがって，バックレストに寄りかかった際には，殿部のせん断力が大きくなる．

　図Ⅶ-11a）に示すように，足こぎ動作時の膝屈曲は，**ハムストリング**を収縮させ骨盤を後傾させる力を生じさせる．体幹を前屈させることにより**股関節屈曲筋**が働き，ハムストリングの拮抗作用となり骨盤の後傾を抑える．一方，バックレストに寄りかかった状態での足こぎ動作は（図Ⅶ-11b），股関節の屈曲筋によりハムストリングの骨盤を後傾させる作用を打ち消すことができなくなるので，殿部はさらに前方へずれやすくなる（図Ⅶ-11b）．

　片手片足こぎの車いすを適合させる際には，上記のせん断力と股関節屈曲筋の影響を考慮し，**アンカーサポートと骨盤サポートを用いて，しっかり殿部を保持することが重要**になる．一般的に片手片足こぎ車いすは，手で推進，足部で方向制御を行うとされている．しかし，高齢者の多くは推進力を得るために，足こぎ動作を行う傾向があるので注意が必要である．

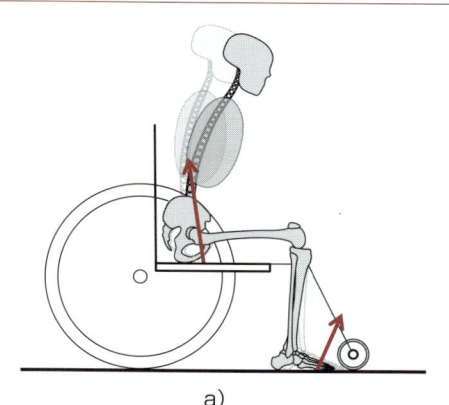

a) 足こぎで足部反力が前方へ傾くと，座面反力は後方に傾く．

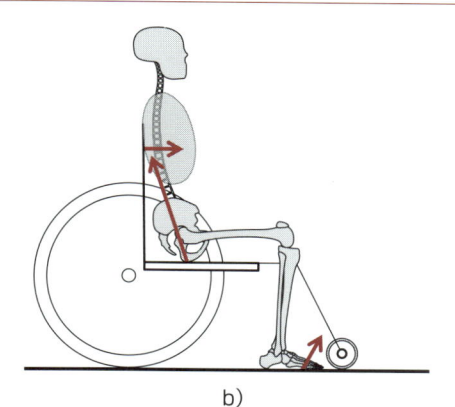

b) バックレストに寄りかかって足こぎをすると，座面反力はさらに後方に傾く．

足こぎを行った際の足部の推進力は，殿部を滑らせるせん断力を生み出す．

図Ⅶ-10　足こぎ動作時に作用する力

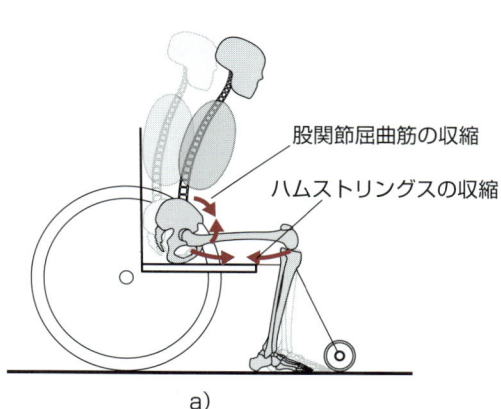

股関節屈曲筋の収縮
ハムストリングスの収縮

a) 足こぎのときに体幹を前屈して股関節の屈曲筋を働かせると，ハムストリングスの収縮により生じる骨盤の後傾を打ち消すことができる．

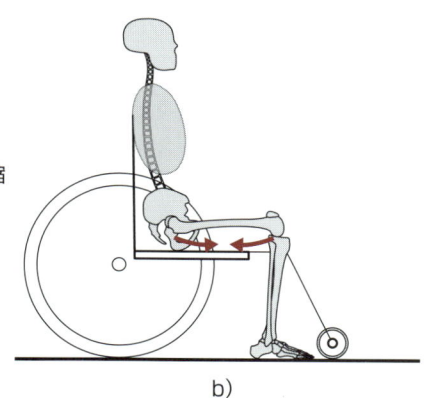

b) 足こぎのときにバックレストに寄りかかると，股関節の屈曲筋が使えないので，ハムストリングスの収縮によって骨盤が後傾しやすくなる．

足こぎ動作時には膝屈曲でハムストリングスが収縮し骨盤が後傾しやすくなる．

図Ⅶ-11　足こぎ動作時のハムストリングスの作用

1.7 車いすと身体の合成重心

CHECK POINTS
- 車いすの重心
- 身体と車いすの重心を合成する方法
- 合成重心とCOP

　身体が車いすに乗った状態における，車いすの安定性を考えるときには，**身体重心（COG）と車いすの重心を合成した重心**を考える必要がある．車いすに座ったときの人の身体重心は，座位時の重心位置と同様であるが，車いすの重心位置は車いす形状や各パーツの質量によって異なる．ここでは図Ⅶ-12に示すように，合成した重心位置は座面の下方にあると仮定する．

　身体重心と車いすの重心の合成は，「Ⅰ　バイオメカニクス基本事項」で説明した**2つの物体の重心の合成**と同様の方法で行うことができる．身体質量64 kgの身体が質量16 kgの車いすに座った際にそれぞれの重心にかかる重力は，約640 Nと160 Nになる．重心にかかる重力の比は4：1となるので，2つの重心を結ぶ線上の水平距離の比が1：4の場所に**合成重心**が位置する．体重が重いと，**合成重心位置**は身体重心に近くなる．

　また，静止時には身体と車いすの合成重心の直下に身体と車いすの**合成床反力**の**COP**が位置し，合成床反力は合成重心に向かう．

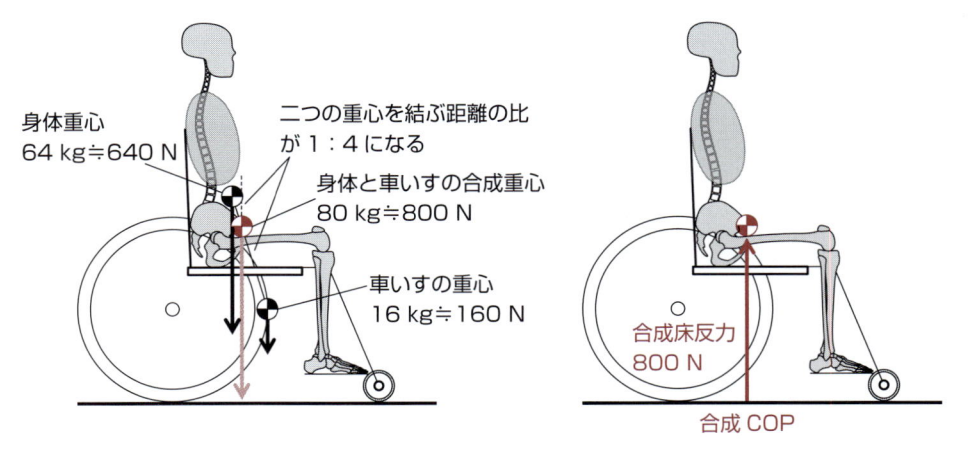

車いす乗車時には，身体と車いすの重心を合成した重心（合成重心）を考える．合成重心の位置は，身体と車いす質量の比率をもとに算出される．

図Ⅶ-12　車いすの重心と身体重心の合成

1.8 ホイルベースと操作性

CHECK POINTS
・ホイルベースと支持基底面
・ホイルベースと走行抵抗
・合成重心と走行抵抗

　車いすのキャスター（前輪）と駆動輪（後輪）の接地点間の距離を，**ホイルベース**とよぶ．ホイルベースを変えることにより，前・後輪へ加わる反力の値が変化する．**図Ⅶ-13** に示すように，静止座位時の床からの反力は，前輪と後輪の双方から作用し，前・後輪の**合成反力**は身体と車いすの**合成重心**に向かう．その際，身体＋車いすの重心からの距離が短い後輪の反力は，前輪の反力と比較し値が大きくなる．**後輪の位置を前方に移動**させ身体と車いすの合成重心に近づけた場合，後輪反力はさらに大きくなる．駆動輪である後輪の反力が大きくなる（前輪の反力が小さくなる）と，**走行抵抗が小さくなるので駆動力が向上**する．

　アジャスタブル機能付き車いすの多くには，ホイルベースの調整機能が付いている．高齢者の中には，ぎりぎりの残存能力で車いすの操作を行う者も多く，ホイルベースの調整による走行抵抗の調整が重要になる．ただし，**ホイルベースを短くすると支持基底面が小さくなり転倒の危険性が生じる**．すなわち，身体＋車いすの重心が基底面から外れやすくなり後方へ転倒する．このようにホイルベースを変更することによる安定性の確保と走行抵抗の低減は，トレードオフの関係にあるといえる．

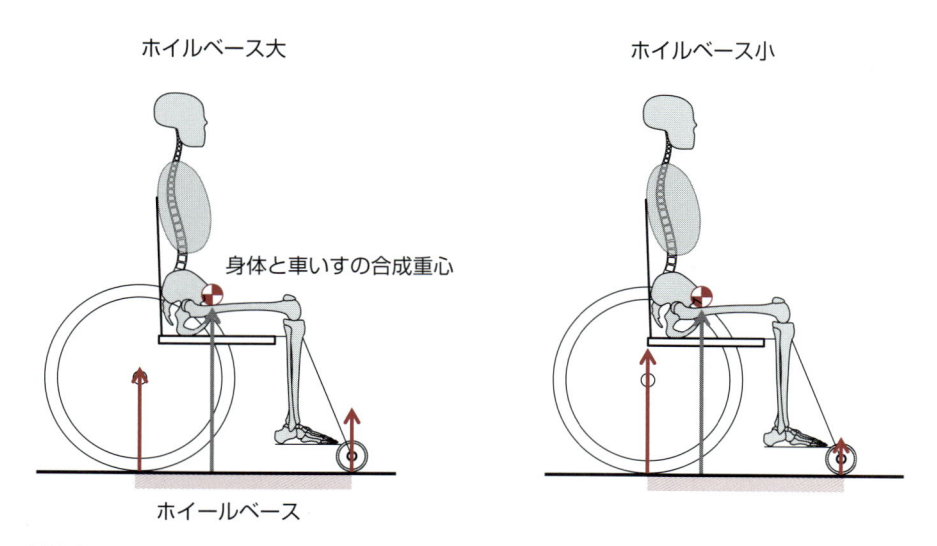

ホイルベース大　　　　　　　　　ホイルベース小

身体と車いすの合成重心

ホイルベース

後輪軸位置を身体と車いすの合成重心に近づける（ホイルベース小）と後輪の反力が大きくなる．そのため走行抵抗が小さくなり駆動力が向上する．一方，支持基底面は狭くなる．

図Ⅶ-13　ホイルベースと前輪と後輪にかかる反力の関係

1.9 後方転倒の危険因子

> **CHECK POINTS**
> ・スロープ走行時の合成重心位置と床反力
> ・走行時に作用する床反力
> ・走行時に作用する回転モーメント

屋外での車いす走行を考えた場合，スロープをはじめとした坂道での走行場面が考えられる．図Ⅶ-14a）に示すように，スロープ走行時には，平地走行時と比較し**支持基底面**が小さくなり身体と車いすの**合成重心**が後方に移動する．そのため，後輪に加わる反力の値が大きくなり**走行抵抗**は小さくなるが，身体と車いすの合成重心が支持基底面から外れやすくなるため転倒の危険性が大きくなる．当然，スロープの角度が大きくなれば**後方転倒**のリスクは高まる．

転倒の危険性は，車いすが動き始める瞬間，もしくはスピードを上げた（加速した）瞬間にも生じる．図Ⅶ-14b）に示すように，静止状態から車いすを漕ぎ出すと前輪と後輪の**合成床反力ベクトルは前方へ傾く**．このとき，身体と車いすの合成重心の前方を床反力ベクトルが通過するようになる．速く漕ぐとこの床反力ベクトルはさらに大きく前方に倒れ，合成重心の前方を大きく離れて通過するようなる．このとき，身体と車いすの合成重心には**後方に回転するモーメントが生じて，後方転倒につながる**．アクティブな車いすユーザーはこのモーメントを利用して**キャスター上げ**を行っている．後方転倒のリスクは，ホイルベースに対する身体と車いすの合成重心の位置関係で決まってくるが，走行面の傾斜や動的な場面の床反力ベクトルの前方への傾きも意識して調整する必要がある．

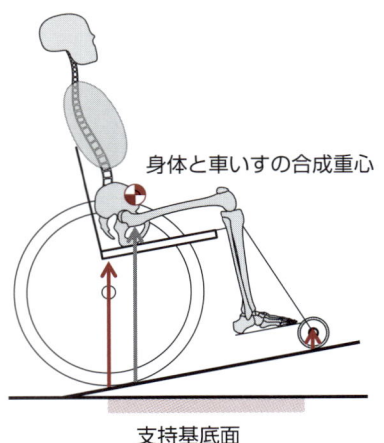

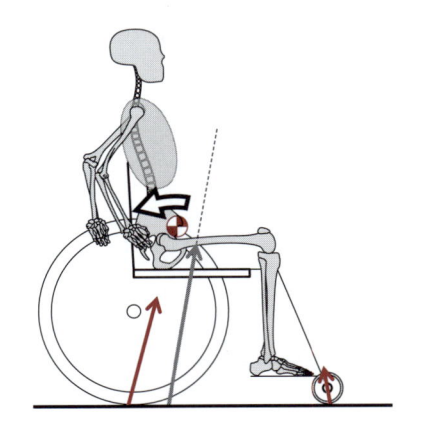

スロープ走行時は，平地走行時と比較し支持基底面が小さく，合成重心位置が後輪軸に近づくため後方転倒のリスクが高まる．

車いすを急に漕ぎ出すと前方へ床反力が倒れて，身体と車いすの合成重心の前方を通過するため身体が後方に回転し，転倒しやすくなる．

身体と車いすの合成重心

支持基底面

a)　　　　　　　　　　　　b)

図Ⅶ-14　車いす後方転倒の危険因子

1.10 車いすの介助

> **CHECK POINTS**
> ・キャスター上げのコツ
> ・キャスター上げと合成重心
> ・キャスター上げと支持基底面

　車いす介助の場面において，段差の乗り越えや利用者の姿勢を直す際などに前輪を浮かせる**キャスター上げ**が行われる．車いす後方には，キャスター上げを行うための**ティッピングレバー**が付いている．キャスター上げは，ティッピングレバーを足で踏んで後輪軸を回転中心として車いすを後方へ回転させる．このとき，車いすの**回転中心**は後輪軸となる．そのためティッピングレバーを真下に踏み込む（鉛直方向に押す）と回転中心からの距離が短いため大きな力で踏み込む必要がある．

　一方，**図Ⅶ-15**に示すように，ティッピングレバーを後輪軸からの半径方向（半径 r に直角）に踏み込むと回転中心からの距離が長くなるため，小さな力でキャスター上げを行うことができる．また，同時に介助用の握り（ハンドル）を手前に引くことにより，後方回転が促されキャスター上げが楽に行える．キャスター上げ時の**支持基底面**は，後輪の床接地部分のみとなりきわめて狭く不安定な状態となる．またこのとき車いすの回転中心は後輪軸であるため，合成重心が後輪軸の後方に移動した瞬間に後方に回転（転倒）する．したがって，介助者はしっかりハンドルを握り，後方から支えることが重要となる．

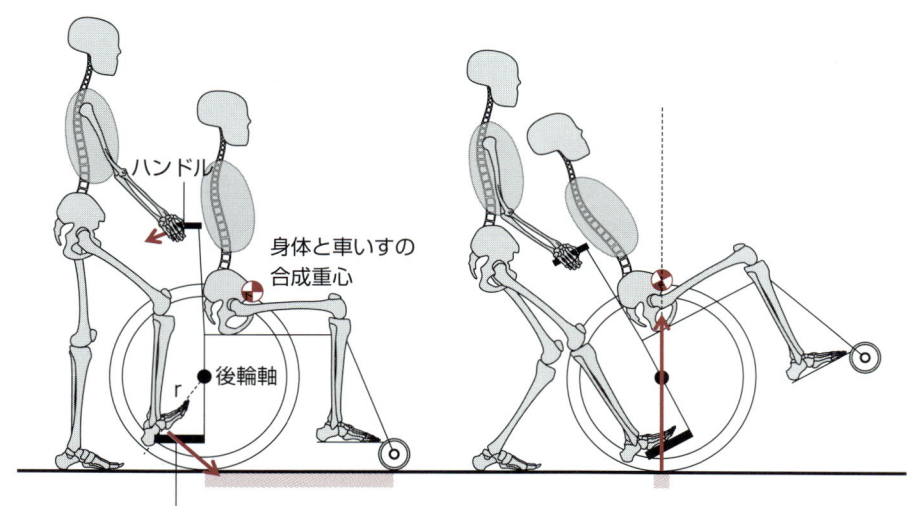

キャスター上げを行う際には，ティッピングレバーを後輪軸の半径 r に直角に踏み込む．また，同時にハンドルを手前に引くことにより後方回転が促されるので，楽にキャスター上げが行える．キャスターを上げているときは，合成重心を後輪軸の真下に位置させることにより，前後の回転（モーメント）がゼロとなり安定する．

図Ⅶ-15　キャスター上げのコツ

2 車いすの調整

2.1 フットレストの調整

CHECK POINTS

・フットレストの高さ
・フットレストの前後位置
・フットレストの角度

フットレストの高さは、「Ⅶ 1.2 フットレストの役割①」（→ 174 頁）でも述べたように**座位時にしっかりとフットレストに足部が接地**し、さらには大腿部の過度の圧迫を防ぐために適度なクリアランスを設ける。また、長時間の同一姿勢は身体への負担が大きいため、定期的にフットレストから足を下ろして床に接地できる高さとする。

そのため図Ⅶ-16 に示すように、**フットレストの高さは走行上問題にならない程度まで下げる（床とのクリアランスを小さくする）**ことが望まれる。高齢者福祉施設内での利用を考えた場合、走行上の障害物が少ないため床とのクリアランスを小さくしても問題はない。ただし、国内車いすの多くは、高齢者の身体寸法を十分に考慮した形状とはいえず、小柄な高齢者の場合は足が床に着かないことが多々ある。そのような場合は、長時間の座位においてもフットレストから足部がずれ落ちないように十分な工夫が必要であり、フットレストの角度や前後位置の調整が重要となる（図Ⅶ-17）。

フットレストに前後調整機能が付加されていない場合は、図Ⅶ-18 に示すように必要に応じて加工を行う必要もある。また、靴底が滑りにくい靴を用いることにより、フットレストからの足部の滑り落ちを抑え、片麻痺者の片足こぎ動作を行いやすくすることができる。

高齢者の車いすを考えた場合、フットレストの脱着機能は必要不可欠である。移乗の際の乗り移りを容易にする目的や、片足こぎのときの非麻痺側下肢の動きを阻害しないために、フットレストを外して使用できることが望ましい。

2 車いすの調整　191

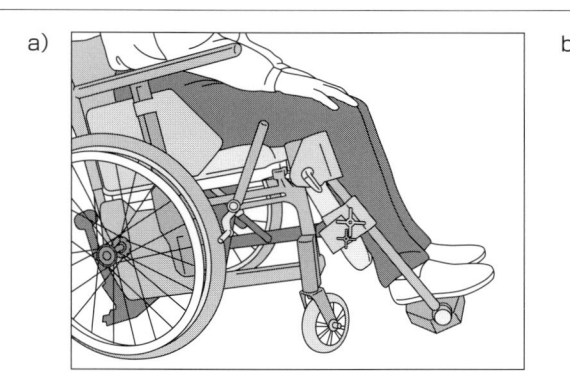

a) フットレストと床のクリアランスを最小限にする．

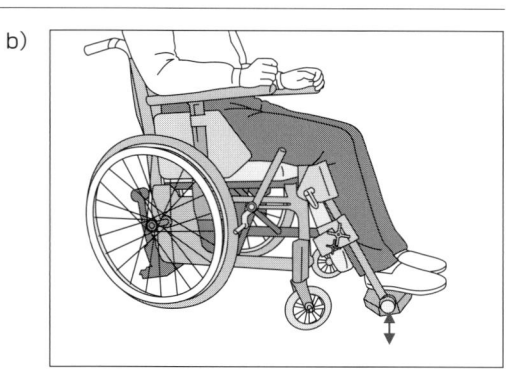

b) フットレストと床のクリアランスが大きい．

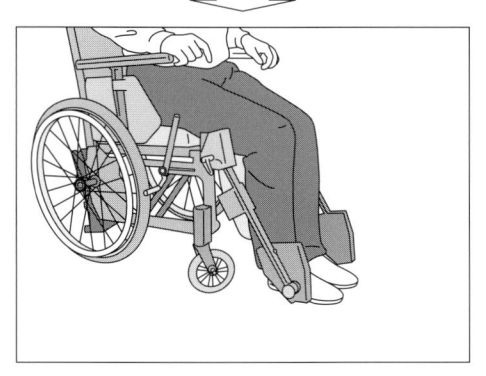

フットレストから足を下ろしても床に足が着く．

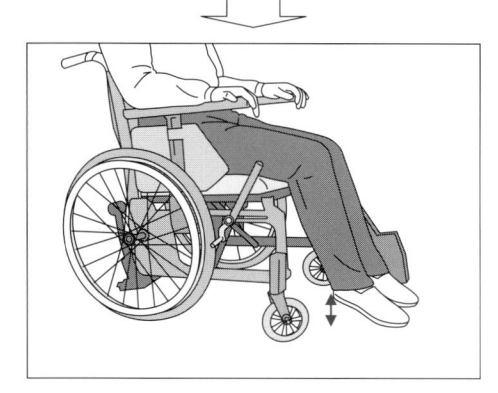

フットレストから足を下ろすと床に足が届かない．

図Ⅶ-16　フットレストの床とのクリアランス（床に足が着く高さ）

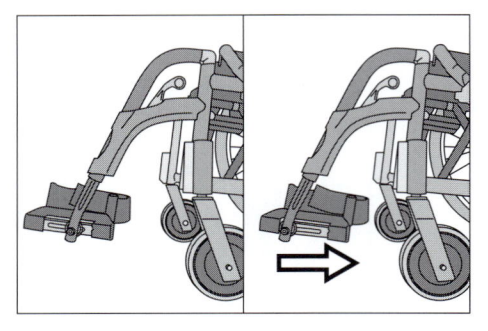

a) フットレストを前後に移動させて，足部をフットレストに乗せやすくする．

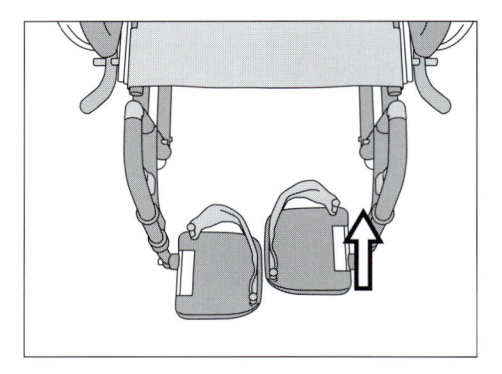

b) フットレストの踵部分に滑り落ち防止のストラップを用いる方法もある．

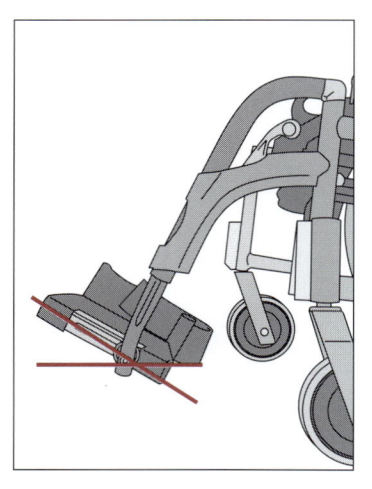

c) フットレスト角度をつけることにより足関節角度中間位でフットレストに足を乗せる事ができる．

図Ⅶ-17　フットレストの角度・前後位置調整

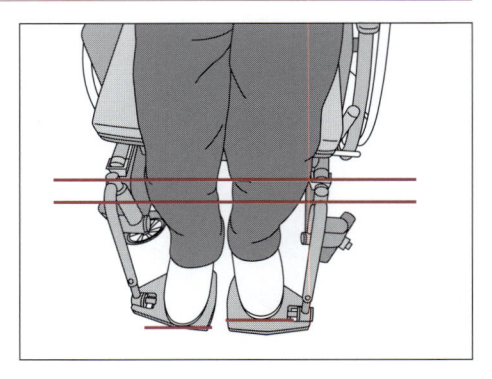

a) 大腿長に左右差がある場合，片足がフットレストから落ちやすくなる（左足）．

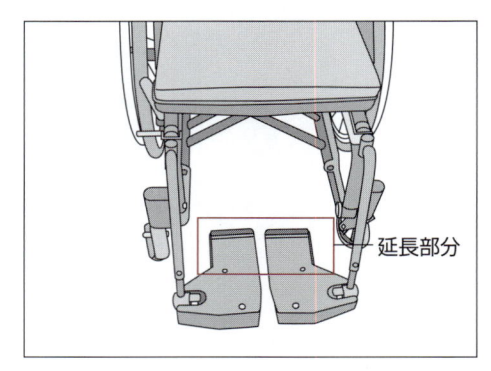

b) フットレストに特殊加工を行い，足が落ち難くする．

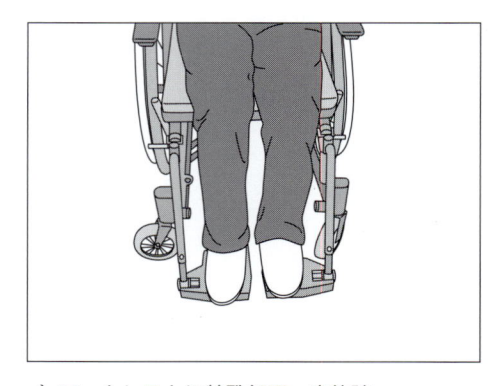

延長部分

c) フットレストに特殊加工．座位時．

図Ⅶ-18　フットレストの加工（大腿長に左右差がある場合など）

2.2 クッションの選定と調整

> **CHECK POINTS**
> ・クッション形状（大きさ，厚み）
> ・クッション材質
> ・クッションと座面ベース

　車いすクッションの使用目的は，殿部および大腿部の座圧分散作用と骨盤の後傾・回旋・側方傾斜を抑える姿勢保持作用に大別できる．広く用いられている車いすクッションの厚みは，5～10 cm 程度のものが多く，厚めのクッションほど機能性に優れている．しかし，厚めのクッションを用いるとフットレストや床に足が接地しづらくなる可能性もあるため，相互の関係を確認する必要がある．

　主に用いられている材料は，フォーム材（ウレタンやラテックスなど），ゲル材（ゲル状の半流動体）と空気室材（空気袋の空圧）の 3 つに大別される（図Ⅶ-19）．

　フォーム材は，異なる種類のフォーム材の組合せ（重合わせ）により，座圧分散と姿勢保持の双方の作用について検討することができる．また，他の 2 つと比較し，価格的にも安価で厚みも抑えられるため，広く用いられている．ただし，劣化しやすい特徴（粉状になって座圧分散性が低下する）があるので，定期的な確認と交換が必要である．

　ゲル材は，柔らかな半流動体を用いるため座圧分散作用に優れている．最近では，ゲル材と固めのフォーム材を組み合わせたクッションが広く用いられている．このタイプのクッションは姿勢保持作用にも優れているが，比較的高価なものが多いので選択の際には十分な検討が必要である．

　空気室材クッションは，座圧分散作用としては優れているが，姿勢保持作用は十分とはいえない．また，空気圧の調整により座圧分散作用が変化するため，慎重な調整が必要となる．その他の材料としては，クッション内が複数の部屋に区切られ，中に複数のエアセルが入っているものがある．各部屋のエアセルの数を変えることにより，座圧分散作用を調整することができる．また，片足こぎの際には，図Ⅶ-20 に示すように，左右の高さを変えて非麻痺側の接地を行いやすくすることができる．

　スリングシート式車いすでは座面ベースを用いる．布張り（ハンモック形状）のスリングシートに直接座ることは，不安定な座位となり姿勢が崩れやすくなる．車いすクッションを用いる際にも同様のことが言える．スリングシート上ではなく座面ベースを用いて，安定した座面上にクッションを設置するほうが，姿勢保持作用としては優れている．一方，座面ベースの問題点として，スリングシートと比較すると，座圧分散作用が低く症例によっては褥そうのリスクが生じることである．図Ⅶ-21 に示す座面ベースは，上記の課題を踏まえ，座圧の高い坐骨結節周囲を掘り込むことで姿勢保持と座圧分散の双方の作用を実現している．車いすクッションと座面ベースの選択・調整を行う際には，最終的に必ず専門職が自ら座り，座圧分散・姿勢保持作用の双方について確認することが重要である．

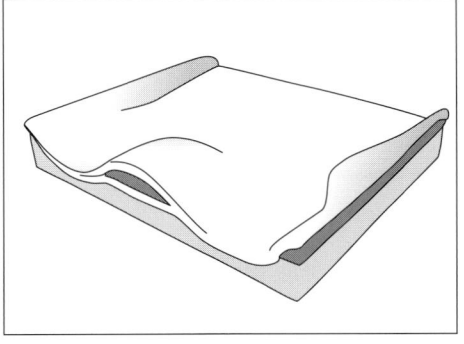

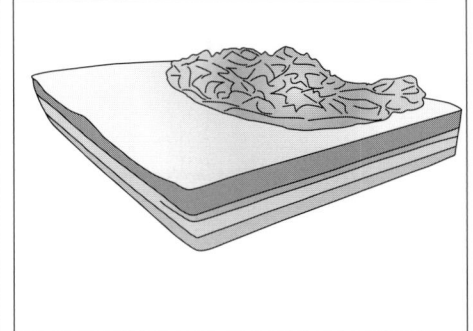

a) フォーム材（ウレタンとラテックス）

b) ゲル材（ウレタンとゲル状の半流動体）

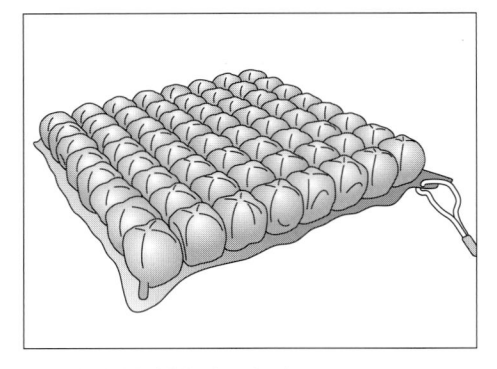

c) 空気室材（空気袋の空圧）

図Ⅶ-19 クッションの種類

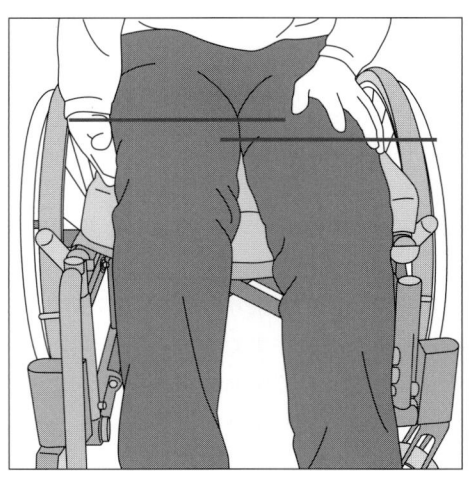

非麻痺側のクッションの高さを低くして，足こぎを行いやすくする．

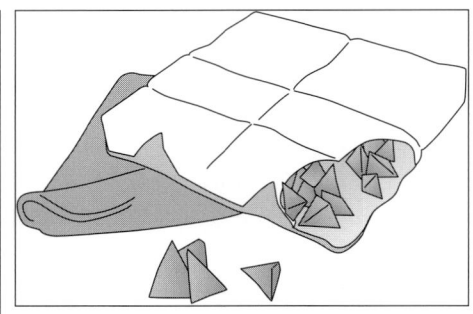

エアセル（空気袋）の数を変えて，左右の高さ調整が行えるクッション．

図Ⅶ-20 エアセルクッションを用い左右の高さを変える

2 車いすの調整   195

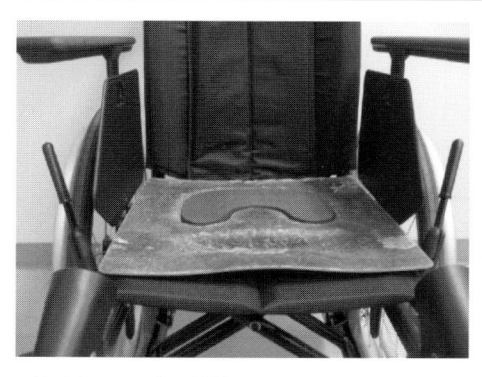

座面ベースの座骨結節周囲を掘り込み，座圧分散とアンカーサポート機能の双方を実現している．

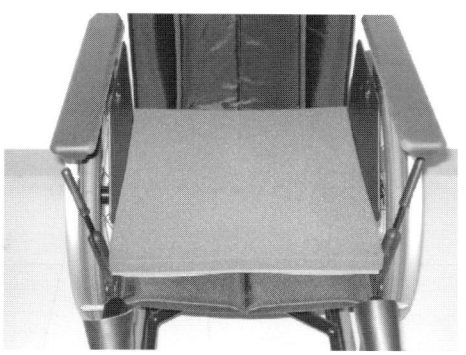

上部にウレタンクッション装着時．

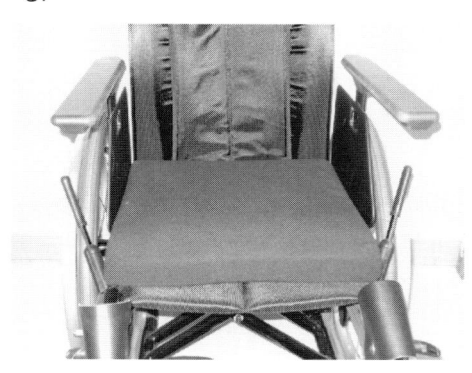

カバー装着時．

図Ⅶ-21　クッションと座面ベース（座骨部分の掘り込み）

2.3 多機能型車いすの使い方

> **CHECK POINTS**
> ・ティルティングとリクライニング機構
> ・エレベーティング機構
> ・転倒防止装置

　多機能型車いすの代表的なものに，ティルティング，リクライニングおよびエレベーティング機能付き車いすが挙げられる（以下，ティルティング，リクライニングおよびエレベーティング機能付き車いすを多機能型車いすと呼ぶ．ティルティング，リクライニングおよびエレベーティング機能については「Ⅶ 1.5 リクライニングおよびティルティング機構」（→180頁）で解説しているので参照されたい）．

　多機能型車いすの多くは，アームレスト，フットレスト，バックレストなどで調整が行えるアジャスタブル機能と，複数のパーツの中から利用者の身体特性に応じて選択できるモジュール機能を兼ね備えている．**アジャスタブル機能付の車いす**の多くは，座面と背角度の調整が可能であり，15度程度のティルティング角をつけることができる．また，モジュール機能を兼用することでフットレストを取り外し，エレベーティング機能を付加することができる（**図Ⅶ-22**）．

　高齢者の身体機能は，些細なことで変化する．そのため，身体機能の変化に対応可能なアジャスタブル機能付の車いすの導入が望まれる．姿勢保持能力に問題がなく自走可能な段階では，座角度をつけず座面を床に平行にして，駆動輪位置を前方に移動し走行抵抗を小さくして自走しやすくする．姿勢が不安定で自走が困難な場合には，座と背角度の調整を行い多少のティルティング角をつけ，駆動輪位置を後方に移動（支持基底面を広く）して姿勢保持と安定性を重視する．ただし，**図Ⅶ-23**に示すように，ティルティング角をつけることにより，フットレストが床から離れ足部接地が難しく（立てなく）なるので，下肢機能との関連性を考慮する必要がある．

　身体機能が低下し，アジャスタブル機能では対応ができなくなった時点で，初めて多機能型車いすが選択肢として挙げられる．すなわち，通常の車いすでは姿勢保持が困難な比較的重度なケースで多機能型車いすを用いる．**多機能型車いすは，介護用車いすであるため**，当然，自走できない利用者が対象となる．多機能型車いすは，圧分散性と姿勢保持機能には優れている一方，利用者の随意的な身体運動を拘束する（**図Ⅶ-24**）．したがって，十分な検討を行い「本当に多機能型車いす以外の選択肢はないのか？」を確認することが重要である．

　多機能型車いすは，調整範囲が広く動きが大きいため合成重心位置が後方に移動しやすく，後方転倒の危険性が高い．また，アジャスタブル機能付き車いすにおいても，調整方法によっては同様の問題が生じる．調整機能を用いる際には，必ず転倒防止装置を使用する必要がある．

2 車いすの調整　197

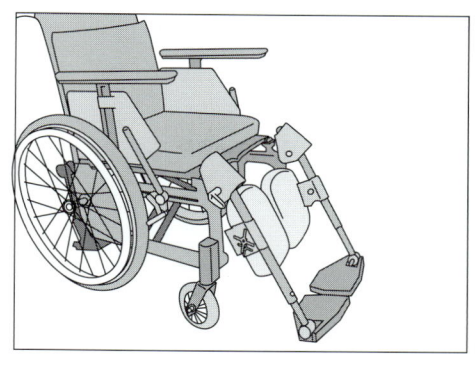

エレベーティング機能付きのレッグレストに交換．下腿後方にパツトが付いている．

左右のレッグレストを任意に固定できる．

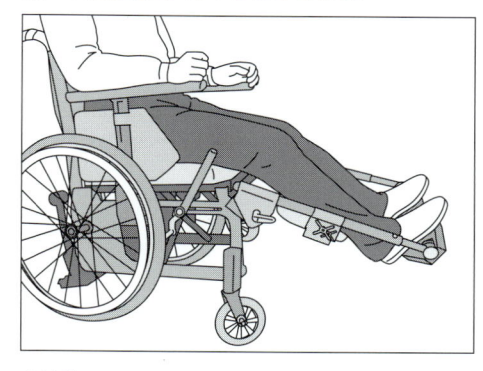

座位時．

図Ⅶ-22　アジャスタブル機能付き車いすとエレベーティング機能

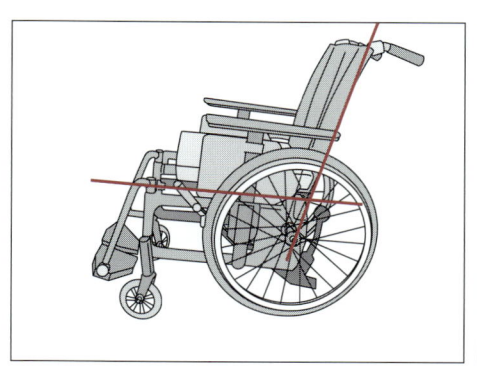

アジャスタブル機能付きの車いす．ティルト角を大きく（約15度）付けて姿勢保持機能を重視する．

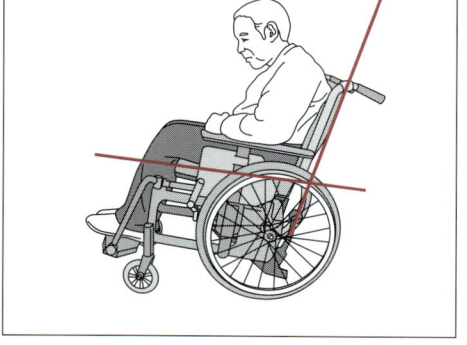

ティルト角を大きくすると姿勢は安定する．しかし，フットレストが床から離れ，足部接地が難しくなる．

図Ⅶ-23　ティルティング角とフットレストの関係

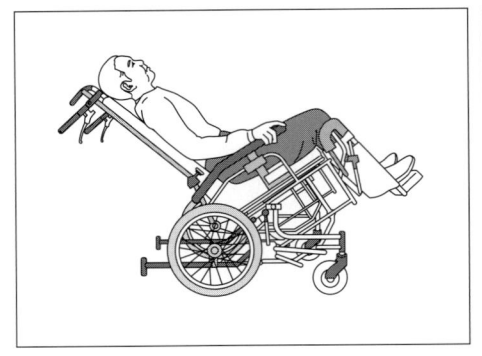

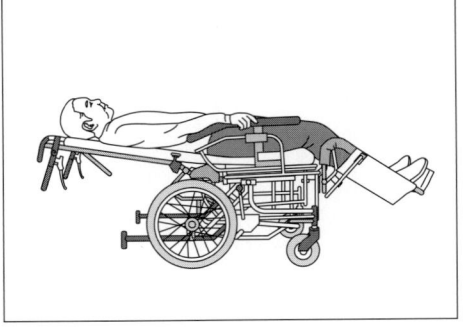

多機能付き車いす．アジャスタブル機能付き車いす以上に大きなティルト角を付けることができる．ただし，自走は行えない．

車いす上で仰臥位可能．ただし，随意性は完全に失われる．

図Ⅶ-24　多機能型車いす（利用者の随意性がなくなる）

2.4 バックレストの調整

> **CHECK POINTS**
> ・骨盤サポート
> ・背張りによる脊柱形状の再現
> ・バックレストの高さ

　背張りは，車いすバックレスト部分のベルトを脊柱形状に合わせて調整を行う．図Ⅶ-25 は，健常者の脊柱形状に合わせて背張り調整を行ったものである．胸部の凸に対して腰部・仙骨部の凹形状を示しており，身体形状に適した背張り調整の重要性が確認できる．高齢者の場合，円背をはじめとした体幹変形を有するケースが多く，より詳細な調整が求められる．

　骨盤の後傾を抑え姿勢を保持するためには，クッションによるアンカーサポートと背張りの調整による骨盤サポートが重要となる．一般的には胸部のベルトを緩めて腰部から仙骨部にかけて強く締め込むことにより，骨盤サポートが再現される．アジャスタブル機能付きの車いすの多くは，バックレストの高さ調整機能が付いている．**自走可能なケースにおいては，バックレスト上面を肩甲骨下角より数センチ下**にして，上肢の運動を阻害しないようにする．一方，**自走が難しいケースにおいてはバックレストを上方に移動**させ，肩甲骨を押さえ込み姿勢保持に重点を置く．バックレストの上方移動に伴い，下方のベルトも移動し殿部付近の骨盤サポートが弱くなるので，必要に応じて骨盤付近のベルトを追加し，背張りの調整を行う．

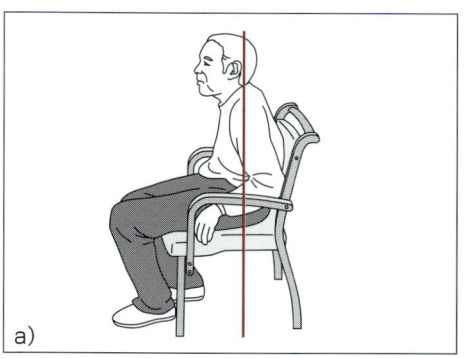

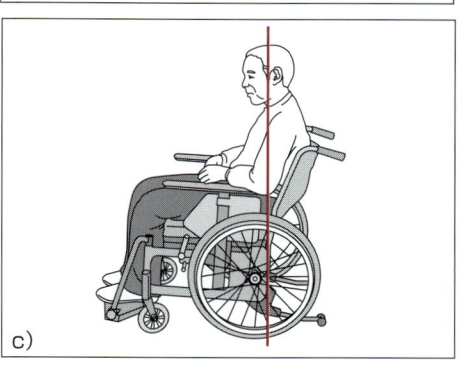

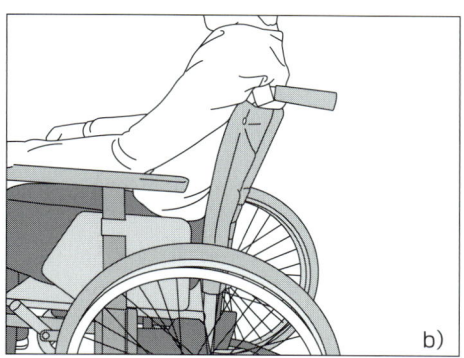

a) 円背のある利用者．通常の椅子に座ると背中が押されて頭部が前方に位置し姿勢は安定しない．

b) 健常者の座位時の脊柱カーブ．胸部凸，腰部凹．主に腰部の張り調整で骨盤サポートを実現する．

c) 背張りの調整を行う事により，頭部の位置が安定する．

図Ⅶ-25　背張り調整による骨盤サポート（脊柱形状の再現）

【参考文献】

- まんが バイオメカニクス―義肢装具に役立つ力学入門．プロジェクトM（著），日本義肢装具学会（編），1994，南江堂
- まんがバイオメカニクス〈2〉リハビリテーションに役立つ力学入門．プロジェクトM（著），日本義肢装具学会（編），1995，南江堂
- 高齢者の転倒とその対策．眞野行生（編），1999，医歯薬出版
- ボディダイナミクス入門：立ち上がり動作の分析．江原義弘，山本澄子（著），2001，医歯薬出版
- ボディダイナミクス入門：歩き始めと歩行の分析．江原義弘，山本澄子（著），2002，医歯薬出版
- 基礎運動学，第6版．中村隆一，齋藤 宏，長崎 浩（著），2003，医歯薬出版
- ボディダイナミクス入門：片麻痺者の歩行と短下肢装具．山本澄子，江原義弘，萩原章由，溝部朋文（著），2005，医歯薬出版
- 観察による歩行分析．Kirsten Gotz-Neumann（著），月城慶一，山本澄子，江原義弘，盆子原秀三（訳），2005，医学書院
- 高齢者・障害者の生活をささえる福祉機器Ⅰ～Ⅲ，新版改訂．市川洌（監修），2007，東京都高齢者研究・福祉振興財団
- 基礎バイオメカニクス．山本澄子，石井慎一郎，江原義弘（著），2010，医歯薬出版

索引

欧文

center of pressure : COP
　　　　　　　　　　8, 26, 112
center of gravity : COG
　　　　　　　　4, 26, 112, 115, 186
Fx　7
Fy　7
Fz　7
HAT（Head, Arm, Trunk）
　　　　　　　　　　　20, 30
──の重心　20, 60, 150
kinesie paradoxale　48
Squat 姿勢　156
Stoop 姿勢　156
T 字杖　38, 106, 108

あ

アジャスタブル機能付の車いす
　　　　　　　　　　　　196
アンカーサポート　178
安定戦略　62

い・う

位置エネルギー　22, 143
移乗介助動作　160, 164
移乗補助具　158
移乗用リフト　158

運動エネルギー　143

え

エネルギー　22, 71, 88
エルボークラッチ　38, 106, 108
エレベーティング機構　183
円背　44
遠心性
　　──の伸展モーメント
　　　　　　　　　102, 130
　　──の底屈モーメント　130
遠心性収縮　23, 56, 94, 116, 129

か

かかえ動作　164
かつぎ動作　164
下肢関節モーメント　20
加速度　5, 6
荷重移動訓練　117
介護用車いす　196
介助用ベルト　158
回転運動　14, 43
階段昇降機　143
階段昇降動作　128
外果　26
外転モーメント　124
踵離れ　94
角速度　23
片手片足こぎ車いす　184
壁反力　176
慣性力　157
関節軸　16
関節モーメント
　　16, 18, 30, 32, 56, 71, 124, 129
　　──の極性　20

き

キャスター上げ　188, 189
基底面　106
逆説的歩行　48
求心性
　　──の伸展モーメント
　　　　　　　　　102, 130
　　──の底屈モーメント　130
求心性収縮　23, 56, 94, 116, 129
距離　5

胸椎後彎位　44

く

クッション　178
駆動力　187
空気抵抗　6
屈曲運動パターン　50, 122
屈曲筋力　16
屈曲モーメント　18
車いすの重心　186

け

蹴上げ　132
蹴りだし　94
肩峰　26

こ

股関節外転筋　99
股関節外転モーメント　32
股関節屈曲運動　50
股関節屈曲筋　98, 184
股関節屈曲モーメント　56
股関節伸展　110
股関節伸展筋　98, 116
股関節伸展モーメント
　　　　　　　56, 58, 60, 132
股関節内外転角度　124
股関節モーメント　18, 98
抗重力筋　30
後頭隆起　26
後方転倒　188
合成重心　2, 186
合成床反力の COP　186
骨盤サポート　178

さ

作用線　14
座面反力　174, 178

し

シルバーカー　110
支持基底面　28, 38, 54, 61, 104, 112, 138, 172
支持点　138
矢状面　26
仕事率　23
耳垂　26
膝痛　33
膝蓋骨後面　26
膝関節外反モーメント　32
膝関節屈曲位　44
膝関節屈曲角度　148
膝関節術後　122
膝関節伸展筋　116
膝関節伸展モーメント　58, 60
膝関節前面　26
膝関節の求心性伸展モーメント　132
膝関節モーメント　18
質量分布　2
重心
　──の加速度　90
　──の変位　5
重心位置　2
重心動揺計　26
重力　6
重力加速度　9
褥瘡　172
床反力　7, 26, 112
　──, 歩行中の　90
床反力鉛直方向成分　9, 10, 58
床反力左右方向成分　12
床反力作用点　8, 26, 94, 112
床反力前後方向成分　12, 130
床反力ベクトル　7, 30, 32, 60, 90, 94
昇降機付きの椅子　71
昇降動作　128
衝撃吸収　100

踵ロッカー　92, 116
身体重心　4, 26, 112, 115, 186
身体重心加速度　10
伸展共同運動パターン　50
伸展パターン　122
伸展モーメント　58, 129

す

スリングシート　158, 178
スロープ走行　188
スロープ歩行　102
すくみ足　48
すわり込み　166
ずっこけ姿勢　66
推進力戦略　62
座り動作　54, 58

せ

せん断力　176
正中位　46
正のパワー　23, 129
静止立位　26
脊柱変形　172
前額面　26
前屈モーメント　20
前足部ロッカー　92, 121

そ

走行抵抗　187
足関節底屈　102
足関節底屈筋　30, 94, 106
足関節底屈モーメント　30, 48, 133
足関節背屈　102
足関節背屈筋　46, 116
足関節モーメント　17
足関節ロッカー　92, 116, 120
足底荷重　8
足部の底屈内反変形　124
足部反力　176
速度　5

た

立ち上がり　54, 166
多機能型車いす　196
多点杖　38, 106, 108
対面式の移乗介助　164
体育座り　67
体幹筋　44
体幹屈曲位　48
体幹前屈角度　132
体幹直立　110
体重計　9
大腿義足　136
大腿骨頭のひきつけ作用　124
大転子　26
縦型手すり　68
単脚支持期　88, 99, 112

ち

力のモーメント　14
着座動作　84
腸脛靭帯　124
腸腰筋　44

つ

椎間板圧縮力　152, 164
椎間板ヘルニア　152
椎骨棘突起　26
杖　38, 106

て

ティッピングレバー　189
ティルティング機構　182
ティルト角　183
手すり　42, 68, 104, 140
　──の反力　140, 142
手の反力　65
底屈　17
底屈筋　46, 94
底屈筋力　17
底屈モーメント　30, 58, 129
転倒　112
殿部離床　166

索引

殿裂　26

と
トランスファーボード　158
等尺性収縮　23, 143
等尺性の底屈モーメント　130

な
内果　26
内転モーメント　124

に
ニュートンN　9
ニュートンの運動方程式　6
二足一段　134
二足一段昇段動作　144

は
ハムストリング　184
バックレスト　176
パーキンソニズム　48
パーキンソン病　48
パワー　23
背屈　17
背屈筋　46, 94
抜重　122
反力　172

ひ
膝折れ　18, 74, **96**, 102, 115, 117, 144, 166

ふ
フットレスト　174, 190
負担感　143
負のパワー　23, 129
福祉用具　40

へ
平行棒　40, 104
並進運動　14
片麻痺　50, 80, 115, 117
変形性股関節症　117
変形性膝関節症　115, 117

ほ
ホイルベース　187
歩隔　91
歩行1周期　88
歩行開始　34
　　──, パーキンソニズム　48
　　──, 片麻痺　50
歩行器　40, 110
歩行速度　91, 110
歩行の自立　112
歩幅　94, 106, 110
方向転換　166
方向転換動作　169

も
モーメント　14

ゆ・よ
床からの立ち上がり動作　67
腰椎の圧迫骨折　152
腰痛　33
腰部伸展モーメント　30, 132, 152
腰部モーメント　**20**, 60, 150
横手すり　70

り
リクライニング機構　180
力学的エネルギー　143
力学的仕事　22
立脚期のロッカー機能　92
立脚後期　121
立脚初期　116
立脚中期　120
立位　26
立位姿勢　43
　　──, 高齢者の　44
両脚支持期　**88**, 98, 104, 116, 121
両膝関節内側　26
両手肘掛　70

れ・ろ
レバーアーム　**14**, 60

ロッカー機能　92